Det livsviktiga ledarskapet

JESPER JUUL

Jesper Juul
Det livsviktiga ledarskapet

Översättning: Kerstin Svart Eriksson

Family Movement Förlag

familymovement.se
jesperjuul.com
family-lab.com

Första tryckningen

Illustration omslag: Lisa Aisato
Formgivning: Peter Hjorthammar, Something Else
Utgiven av Family Movement Förlag

Förlag: BoD- Books on Demand, Stockholm, Sverige
Tryck: BoD- Books on Demand, Norderstedt, Tyskland

Av 14. sept 2016

ISBN: 978-91-7699-262-3

Innehåll

Förord

"Det ska vara si och sen det ska vara så, vad hände med att slappna av och bara använda sunt förnuft?" Min mamma, som har en gedigen erfarenhet av föräldraskapet med fyra barn i åldrarna 23-28 år och en psykologutbildning i ryggsäcken, kommenterade det faktum att föräldrar idag så ofta verkar söka efter det rätta sättet att vara förälder på. Som om det fanns ett sådant. Jag kan hålla med om att dagens föräldrar ibland saknar tilltro till den egna förmågan, vilket jag tror handlar om att vi alla vill ge våra barn det allra bästa. Kanske handlar det liksom så mycket annat i vårt individualistiska samhälle om prestation? Vi ska prestera bra i föräldraskapet och våra barn ska vara den slutgiltiga produkten som vi stolt visar upp. Jesper Juul kopplar i denna bok vilsenheten till den historiska utvecklingen av föräldraskapet. Från tydliga roller som fostrande och auktoritära föräldrar, vidare in i en tid då barnen släpptes utan ramar till idag när varje förälder måste hitta sitt sätt att vara förälder på. Det finns plötsligt inte någon given mall och en föräldrakostym som vi kan kliva rakt in. Många föräldrar skriker efter svar på frågor som hur man får sitt barn att äta, hur man får ett spädbarn att sluta skrika eller en 4-åring att sluta slå. Det är också den typen av frågor som vi får generella svar på från experter som kastar ut metoder till höger och vänster. Återigen; som om det på riktigt finns en lösning på hur alla barn slutar slå, skrika och äter upp sin mat. Som om varje ny liten människa är ett blankt blad som varken påverkas av sitt genetiska arv eller av sin miljö.

När jag läser Jesper Juuls texter så tänker jag att mycket är en påminnelse om det som min mamma pratar om. Nämligen om att vår viktigaste uppgift som föräldrar är bara vara i samvaron med våra barn. Att lära känna dem och kanske slappna av i vår tro på att vårt barn i själslig mening har valt just oss. Det sunda förnuftet kommer också in här någonstans och det kan ofta vara till hjälp att jämföra det sätt vi behandlar barn med hur vi som vuxna vill bli mötta. Hur vill vi bli behandlade när vi inte orkar äta upp maten, när vi lämnar en skalk på assietten eller när våra känslor bubblar över efter en lång dag på jobbet? Vi vill bli mötta som likvärdiga. Inte med ord som *"gå till ditt rum och kom ut när du är glad igen"* eller löften om belöning om vi äter upp en maträtt som får det att vända sig i magen på oss.

Vi står verkligen inför ett paradigmskifte i synen på barn och begreppet likvärdighet har en central roll. Med den forskning och kunskap som finns idag lämnar vi också bilden av det egocentriska lilla barnet som enbart gör saker för egen vinning. Som manipulerar och "vet vilka knappar det ska trycka på" som det heter. Istället träder en ny bild fram. En bild av det lilla barnet som samarbetar och gör allt för att vara till lags även i de situationer då föräldern skulle kunna offra sin högra arm på att hen bara vill jävlas. Barn vill inte driva sin förälder till vansinne och riskera att stötas bort. De är totalt beroende av oss och vi måste vara införstådda med att det alltid finns ett behov bakom ett beteende. Barn vill vara älskade och viktiga, även i de stunder då de inte är nöjda, glada och tillfreds. Precis som du och jag.

I den förändringsprocess som vi är inne i måste vi överge den traditionella föreställningen om att vi ska "göra folk" av våra barn, lära dem att samarbeta och ta socialt ansvar. Vi behöver börja från andra hållet, det vill säga vara mer angelägna om att barnen lär känna sig själva, sina gränser och sina behov. De måste tillåtas ta personligt ansvar över den de är och på så vis få en känsla av sig själva. När de känner sig själva kan de också förstå och samarbeta med andra. Det är i ögonblick då vi bekräftar istället för att avleda, dumförklara eller nonchalera som deras självkänsla växer. Om vi respekterar dem och tar deras reaktioner på allvar samtidigt som vi vägleder och tar vårt vuxna ansvar bär de med sig att deras röst spelar roll. Att de spelar roll och att de är viktiga men att det finns en stadig vuxen som visar vägen och bestämmer.

Föräldraskapet handlar liksom alla relationer vi ingår i om ett ömsesidigt utbyte. På denna livslånga resa behöver vi vara minst lika fokuserade på att utveckla oss själva som på att ge våra barn förutsättningar att utvecklas. Lika lite som vi kommer att bli färdiga människor kommer vi att bli färdiga föräldrar. Det påminner både Jesper Juul och min mamma mig om.

Cassandra Winther

Det livsviktiga ledarskapet!

Framtidens föräldraledarskap
i ett historiskt perspektiv

Inledning

Den västerländska kärnfamiljens dekonstruktion som fått sitt bränsle av bl.a. den anti-auktoritära rörelsen och kvinnors kamp för jämlikhet, har också inneburit att föräldrars ledarskap hamnat i någon slags identitetskris. Som vanligt innehåller en kris såväl lidande som möjligheter till förbättring.

Det råder inget tvivel om att det var nödvändigt att göra motstånd mot presidenters, regeringars, lärares, byråkraters, föräldrars m.fl., auktoritära ledarstil och att effekterna är många och positiva på samhällelig och individuell nivå. Hela maktbegreppet hamnade i fokus och dess innersta logik kom att ifrågasättas. En mängd frågor adresserades på politiska grunder men kom att innebära en genomgripande känsla av osäkerhet när de plockades upp av lärare och föräldrar, vars roller ju inte i första hand var politiska utan dominerades av psykologiskt och existentiellt ansvarstagande för barns och ungdomars välmående. Under 80- och 90-talen blev det uppenbart att alternativet till enväldet, demokratin med sin konstruktiva värdegrund, inte räckte till för att förse makthavarna med bättre riktlinjer och värderingar.

Det som hände var att såväl den offentliga debatten som enskilda funderingar på något sätt fastnade i polerna: auktoritärt förhållningssätt å den ena sidan och ett "låt-gå"-förhållningssätt, å den andra. Någonstans mellan dessa hittar vi "demokratiskt förhållningssätt". Faktum är att inget läge utefter detta kontinuum är hjälpsamt då det handlar om fundamentala behov av närhet eller personlig och social utveckling för barn och vuxna. För att formulera ett verkligt alternativ blev det nödvändigt att tänka "utanför boxen". Vi måste helt enkelt byta perspektiv och bygga ett nytt paradigm.

Under de senaste trettio åren har värderingarna och innehållet i detta paradigm blivit allt tydligare tack vare miljontals föräldrar och pedagoger som har dedikerat sina liv och sitt arbete åt att hitta bättre vägar för barn och vuxna att leva och arbeta tillsammans. Barns verbala och beteendemässiga feedback har haft avgörande betydelse. Samtidigt har viktiga upptäckter inom neurovetenskap, familjeterapi och den nya utvecklingspsykologin försett oss med nya ovärderliga fakta och perspektiv.

Som pappa, professionell och farfar har jag haft förmånen att få vara en del av denna förändring och även om vi bara befinner oss i början av förändringsprocessen är denna essä ett försök att formulera några slutsatser och riktlinjer som förhoppningsvis kan fungera som inspiration för såväl erfarna som nytillkomna inom det fält som rör vuxnas ledarskap.

Om du hoppas finna en metod i den här texten kommer du att bli besviken. När det handlar om nära mänskliga relationer finns det inte en modell som passar alla och de som hävdar att så är fallet är vanligtvis bättre marknadsförare än praktiker/relationsbyggare. Det finns ingen modell/metod som kan ersätta den moraliska konsensus som tidigare styrde vårt tänkande eller förse oss med samma känsla av trygghet och säkerhet.

Men i slutänden är det upp till dig! Vi lever i en värld där individuella val inte enbart är möjliga utan faktiskt blivit nödvändiga. Med friheten att välja följer ett personligt ansvar och jag hoppas att du vet lite mer om dig själv när du läst sidorna som följer.

Barn behöver vuxnas ledarskap

Hur vet vi detta? Erfarenheten visar att barn som växer upp i familjer där ledarskapet aningen saknas eller är icke-fungerande hämmas i sin utveckling. Det verkar som om orsakerna är två.

- Trots att barn är mycket väl medvetna om vad de vill ha och önskar sig är de inte medvetet uppmärksamma på sina grundläggande behov.
- För att kunna anpassa sig till en kultur, såväl den inom familjen som samhällets, behövs sakkunnig vägledning.

Med andra ord, barn föds med en massa visdom men helt utan praktisk livserfarenhet, överblick eller förmåga att före-ställa sig framtiden; den kompetensen behövs från oss vuxna.

Det är angeläget att vi förstår den avgörande skillnaden mellan ledarskap och utbildning/uppfostran även om dessa två hela tiden blandas ihop och till och med görs till syno-nymer i vårt vardagsspråk. Om vi skall kunna fostra och utbilda barn är det nödvändigt att ikläda sig ledarskapet. Om den vuxne är oförmögen eller ovillig att göra detta eller utövar ett destruktivt ledarskap kommer den vuxne inte att nå sina mål och barnet kommer inte kunna utvecklas och bli en person. Överskriften till detta kapitel skulle kunna vara:

Om det skall bli möjligt att bygga närande och trygga relationer mellan vuxna och barn krävs det att de vuxna tar ledningen.

I fyrtio år har jag arbetat som familjerådgivare/terapeut. Under de senaste tjugo åren har jag, lite förvånande, mött allt fler föräldrar från olika samhällsskikt som klagar över sådant som rör sovandet, ätandet, att komma upp på morgonen osv. Dessa områden är ju inte problematiska i sig men det faktum att så många föräldrar och barn har det kämpigt med dem är ett tydligt tecken på otillräckligt ledarskap. Det betyder inte att föräldraledarskapet avseende barnens välmående och hälsosamma utveckling var bättre förr, men dåtidens ledarskap var tydligare och mer konsekvent vilket i sig innebar färre öppna konflikter. Dagens allmänna rop på konsekvent och tydligt ledarskap låter ofta som om föräldrarna bara råkat trycka på fel knapp och att det nu bara gäller att hitta den rätta. Förmodligen vet ni redan att det inte låter sig göras så lätt.

Historiskt har ledarskapet inom familjen, liksom inom företagsvärlden, definierats som en relation mellan dem som leder och de som blir ledda, en subjekt-objekt-relation – med barnet eller arbetaren som objektet. Numera vet vi att subjekt-subjekt-relationer fungerar bättre för bägge parter och skapar en mer konstruktiv, ömsesidig och fruktbar relation vilket är fördelaktigt för "utdelningen" av lycka, hälsa och produktivitet. Denna insikt öppnade dörren för ett nytt paradigm där "likvärdighet" definierar relationens kvalitet såväl mellan man och kvinna som mellan vuxen och barn. Detta erbjuder en möjlighet att definiera det ideala vuxna ledarskapet som: *förutseende, empatiskt, flexibelt, dialogbaserat och hänsynsfullt.*

- Att vara *förutseende*, syftar på den vuxnes förmåga att agera utifrån sina egna värderingar och mål, snarare än att bara reagera på vad barnet gör eller säger.

- Att vara *empatisk*, syftar på förmågan att känna och uppleva den andra människans existens.
- Att vara *flexibel* syftar på förmågan och viljan att ta både barnets och sin egen förändring och utveckling i beaktande i motsats till att alltid vara "konsekvent".
- Att vara *dialogbaserad och hänsynsfull* innebär att ta barnets önskningar, behov, tankar, idéer och känslor i beaktande och på allvar – även om de står i motsättning till de egna.

Den enskilt mest betydelsefulla kvaliteten i nutida vuxet ledarskap är *personlig auktoritet*. Begreppet utvecklar jag i nästkommande kapitel.

Den övergripande idén om en familj är att varje familjemedlem ska få så mycket som möjligt av vad hen behöver för att utveckla maximal livskvalitet och så litet som möjligt av det som inte är bra. Att i en familj ta ett ledarskap som är baserat på likvärdighet innebär att försäkra sig om att det finns en inbördes balans mellan behoven hos familjen som helhet och behoven hos varje enskild medlem.

1. Personlig auktoritet

För bara några generationer sedan baserades vuxnas auktoritet på friheten att bruka och missbruka en nästintill oinskränkt makt men också på deras sociala roller som mödrar, fäder, lärare, poliser mm.

Hos barnen skapade detta ofta rädsla och otrygghet snarare än tillit och respekt. Rädslan upprätthölls genom bruk (och missbruk) av makt i form av hot, verbalt och fysiskt våld och villkorat utportionerande av olika kärleksuttryck.

En del föräldrar och lärare – ofta beskrivna som hårda

men rättvisa av barnen- förtjänade barnens och ungdomarnas genuina respekt. Detta berodde delvis på att merparten av övriga auktoriteter var obetänksamma och orättvisa och utövade sin makt på ett oförutsägbart sätt som enbart handlade om deras egna behov. Det handlade inte om frånvaro av kärlek utan var helt enkelt sättet på vilket kärlek uttrycktes i flertalet familjer och professionalism praktiserades inom institutionerna.

Under 70- och 80-talen skedde två viktiga saker som för alltid kom att förändra dessa gamla mönster och regler. Den ena var den anti-auktoritära rörelsen som innebar att även de vuxna ifrågasatte sina roller i relation till barnen och den andra var kvinnornas beslut att bryta sig loss från traditionella roller och ta sitt öde och sin lycka i egna händer. Denna obarmhärtiga exponering av makt och maktmissbruk och förtryck av den svagare gjorde det inte längre möjligt för detta att pågå oemotsagt.

Ett barn föds till denna värld fri från tyngden av föräldrars och förfäders sociala och politiska historia och är redo och ivrig att ta sin an framtiden. Barnet ifrågasätter varken sin existens eller rätten till den. I snabb takt bytte det pedagogiska arbetet med förskolebarn både fokus och målsättning: från anpassning till individuell utveckling – åtminstone i teorin. I skolvärlden gick processen från envälde mot demokrati betydligt långsammare (framför allt i Skandinavien). Det var första gången människan som individ fick ett värde vilket naturligtvis gjorde alla då kända ledarstilar oanvändbara. Faktum är att tomrummet blev så stort att många experter började tala om "familjens död", "kaos i skolan" och liknande skräckscenarier. Nostalgiskt refererade man till "den gamla goda tiden" – när kvinnor och barn skulle "synas men inte höras".

Så visst, just så är det – vuxnas ledarskap kommer aldrig att bli som förr, men eftersom det fortfarande behövs är det bäst att vi fortsätter arbetet med att återuppfinna ledarskapet. Det arbetet handlar om att utveckla ledare som inte kränker den personliga integriteten hos dem de är satta att leda och som samtidigt bevarar sitt eget välbefinnande. Det här är en enorm utmaning för dagens föräldrar och utbildare och de är verkliga pionjärer som varje dag borde få applåder för sin uthållighet och sitt engagemang. I slutänden är det förmodligen deras ansträngningar och erfarenheter som kommer att leda till att mänsklighetens psykologiska utveckling kommer ikapp den tekniska och ekonomiska.

Den viktigaste faktorn i denna förändring är *personlig auktoritet;* den enda hållbara ersättaren till den *roll-baserade auktoriteten*. Personlig auktoritet bygger på självkänsla, självkännedom, självförtroende, och vår förmåga att ta våra personliga värderingar och gränser på allvar utan att bli pompösa. Och därefter: vår förmåga att ta andra människor på allvar och behandla dem med empati och respekt.

Varför är det så många som tycker att det här är svårt? Jag tror det finns tre anledningar:

De flesta av oss är uppfostrade till att anpassa oss och vara konforma och på så sätt glömma bort vår individualitet. Nästa skulle kunna vara, och den gäller speciellt kvinnor, rädslan för att bli stämplade som egoister och självupptagna. Den tredje anledningen är en akut brist på användbara förebilder. De flesta av oss växte inte upp med föräldrar och lärare som var genuint intresserade av vem vi var, så vi fick aldrig reda på det. Det betyder att vi måste klara av utmaningen att leva och kommunicera kvaliteter som inte värderades i våra ursprungsfamiljer och inte heller under vår skolgång.

Den goda nyheten är att det faktiskt är möjligt och att
det kommer att förbättra vår egen livskvalitet, vårt yrkesliv
och våra personliga relationer. Allt detta kan vi lära oss till-
sammans med och av våra barn – under förutsättning att
vi vill och bestämmer oss för att göra det! Enligt det gamla
tänkandet skulle det få till följd att våra barn och studenter
förlorade respekt för oss men i själva verket är det så att detta
nya sätt skapar respekt – en djupare form av respekt än vi
tidigare erfarit. Kanske kommer du inte heller att kunna fatta
så många topp-styrda beslut som tidigare men du kommer
att göra betydligt större intryck och ha mer inflytande. Att
ta de här kliven orsakar ångest och rädsla eftersom vi måste
släppa gamla kända ledstänger som gjort oss trygga och fått
oss att känna vårt värde; så dags att introducera tvilling-
systern till personlig auktoritet; *personligt ansvar.*

2. Personligt ansvar

Personligt ansvar växer fram ur insikten om att jag är ansvarig
för mina handlingar, mina val och det sätt på vilket jag väljer
att ta hand om min familj och uppfostra mina barn. Min
syster, min mamma eller min svärmor kanske försöker på-
verka eller till och med lära mig om rätt och fel, men när
dagen är slut kommer de vare sig att ta eller dela ansvaret för
de val jag gjort. Det måste jag göra själv och om jag har lite
tur kan jag dela det med min partner.

Vänligen lägg märke till att jag talar om ansvar och inte
om skuld. Vi är alla medansvariga för hur det går för våra
nära och kära. Det finns liksom naturligt inbäddat i nära
relationer. Vi är dock inte skyldiga till allt som händer
dem men så länge våra barn bor tillsammans med oss är vi
hundra procent ansvarig för sättet på vilket de trivs, växer

och frodas. Den makten har vi föräldrar!

Du skall alltså inte känna dig skyldig för att du inte är perfekt eller för att du inte gör allting rätt från allra första början, men var uppmärksam på den feedback du får från dina barn, ta den på allvar och ta ditt ansvar när du blir varse dina misstag, tillkortakommanden och felaktiga handlingar. Då motar du skulden i grinden och så småningom förtvinar den och dör utan att förpesta ditt liv.

En av de äldsta och mest destruktiva traditionerna i förhållandet mellan vuxna och barn är att de vuxna konsekvent ger barnen skulden för sina egna misstag. Budskapet var och är: om jag har en god relation med mitt barn så är det jag som lyckats. Om jag inte lyckas är det barnets fel. Denna dubbelmoral har tjänat som ett allmänt accepterat alibi för föräldrar och lärare i över tvåhundra år och är fortfarande accepterat i vida kretsar trots att fakta om de mellanmänskliga relationernas natur, pekar i en helt annan riktning. Vårt enskilt mest kraftfulla bidrag i arbetet med att bygga personlig auktoritet är att rensa våra sinnen från denna missuppfattning och därmed förändra vårt beteende. Om vi å andra sidan, inte är villiga att göra detta, kommer vår auktoritet att bli ihålig eftersom vi definierar oss själva som offer och då endast kan ha tilltro till vår fysiska, emotionella, verbala, sociala och ekonomiska makt vilket får till följd att ingen kvalitativ förändring är möjlig.

I en långvarig relation mellan vuxna och barn är de vuxna alltid hundra procent ansvariga för relationens kvalitet (den interpersonella processen). Även om barn är kompetenta och har stort inflytande är de helt enkelt inte kapabla att ta det ansvaret och som jag nämnde tidigare så kan de inte trivas och frodas om de görs ansvariga och/eller skyldiga. Sättet på vilket de närmaste vuxna lyckas med detta är avgörande för barnets utveckling.

Personligt ansvar och personlig auktoritet gör det möjligt för oss att klart, tydligt och med gott samvete stå för vad vi vill och inte vill, vad vi tycker om och inte tycker om och det i sig, utgör femtio procent av vad vi måste kunna göra för att förtjäna barnens respekt och förtroende. De återstående femtio procenten består av vår empati och vår önskan att lära *känna vem barnet är* d.v.s. vad de vill och inte vill, tycker om och inte tycker om. Detta leder oss till möjligheten att bygga vår egen självkänsla och att bistå våra barn i att göra detsamma; bygga sin egen självkänsla.

3. Självkänsla

Det är intressant och lite nedslående att de flesta böcker och artiklar om föräldraskap och utbildning helt och hållet ägnas åt att beskriva barnens behov. De erbjuder väldigt lite insikt i de vuxnas behov.

Det är olyckligt då det mesta vi gör i relation till våra barn färgas av vilka vi är, vår personliga historia, personlighet och överlevnadsstrategier som vi utvecklade i våra ursprungsfamiljer. Några av de erfarenheterna visar sig vara konstruktiva i samvaron med våra barn medan andra inte är särskilt hjälpsamma. Jag vill inte påstå att vi alla borde gå i intensiv psykoterapi innan vi blir föräldrar eller lärare men jag menar att det ingår i vårt ledaransvar att vara medvetna om det är så det förhåller sig och vidta de åtgärder som behövs. En generation tillbaka hade detta uttalande betraktats som en skymf och ett försök att underminera auktoritet. Idag är det en självklarhet.

För två generationer sedan klev kvinnorna in i moderskapet med hyfsat självförtroende eftersom de hade tillbringat mycket tid med yngre syskon under sin mammas vägledning och dessutom ofta varit barnvakt i andra familjer. Det är inte så vanligt bland dagens unga kvinnor så när de blir mödrar känner de sig mindre säkra på sin egen kompetens och den "fasta grunden" saknas också bland unga fäder.

Det karaktäristiska för självförtroende är att det utvecklas i praktisk handling, träning och utbildning och att det är intimt förknippat med speciella färdigheter. Unga föräldrar kan ha en stor portion självförtroende rörande praktiska eller akademiska färdigheter, sportaktiviteter, konst, dataspel eller förmåga att argumentera och ändå sakna självförtroende i sitt föräldraskap. Det här diskvalificerar dem på intet sätt som föräldrar men det gör det nödvändigt att få så mycket barnerfarenhet som möjligt under skinnet, så tidigt som möjligt. Då är de bättre förberedda när barn nummer två kommer, även om det barnet kommer att vara väldigt annorlunda och påkalla utvecklandet av nya färdigheter.

Självförtroende är kopplat till våra färdigheter och vad vi åstadkommer – vad vi kan göra och göra bra.

Självkänsla å andra sidan hör hemma i ett helt annat rike. Den hänger ihop med vem jag är och hur jag förhåller mig till det. Självkänslan är ett existentiellt fenomen som nästan helt och hållet är avhängigt våra föräldrars ledarskap. Om våra föräldrar intresserade sig för våra tankar och känslor och var nyfikna på våra reaktioner och vårt beteende vet vi en hel del om oss själva när vi blir vuxna och kommer att vara utrustade med en realistisk och nyanserad självkänsla. Den andra dimensionen av självkänsla – hur jag relaterar kognitivt och emotionellt till vem jag är – är också i princip totalt avhängig mina föräldrars sätt att uppföra sig, deras moraliska värderingar och perspektiv och, det viktigaste av allt, nivån på deras egen självkänsla och hur de hanterade den.

Att bygga upp självkänsla som vuxen kräver medveten ansträngning och det finns lika många vägar till Rom som det finns avreseorter. Min erfarenhet säger att det effektivaste, roligaste och mest fördelaktiga sättet för hela familjen är ömsesidigt lärande mellan partners, föräldrar och barn. Så nu till den fjärde hörnsten som handlar om vuxnas ledarskap:

4. Ömsesidigt lärande

Historiskt har uppfostran och utbildandet av barn definierats som en enkelriktad gata där allt (värdefullt och viktigt) går från den vuxne till barnet. Nu har denna gata förvandlats till en återvändsgränd där alla fastnar. När jag nämner konceptet ömsesidigt lärande i relation till föräldraskap är det alltid en del föräldrar som blir upprörda och frågar: *"Allvarligt talat! Menar du att barn kan lära föräldrar hur de ska vara föräldrar? Har du fullkomligt tappat fattningen?"* Frågan ställs därför att de helt enkelt tänker sig att den gamla enkelriktade gatan har ändrat riktning och nu är det barnen som har blivit lärare och de är eleverna. Det var inte riktigt det som var tanken.

Alla föräldrar som har en ett-åring vet vad ömsesidigt lärande är och hur det går till. Från ögonblicket då babyn föds är vi fokuserade, intresserade och nyfikna på: Vad babyn behöver just nu? Vad betyder just den där gråten? Är det för varmt/kallt, är hen hungrig, arg, sömnig eller är det dags att byta blöjor?

Babyn verkar inte tycka om moster Kajsa men är fullkomligt charmerande så fort farbror Sven dyker upp. En hel massa frågor varje dag och så sakteliga lär vi oss, genom denna trial-and-error process vem babyn är. Utan babyns energi och förmåga att förse oss med feedback skulle vi gå vilse.

Men sen – oftast när babyn är i ettårsåldern – blir vi plötsligt dömande och i tvåårsåldern förefaller många föräldrars intresse och nyfikenhet kring vem denna lilla flicka/pojke är och hur han/hon utvecklas, ersättas med egna idéer om vem han/hon borde vara och vem han/hon ska bli. De börjar gå från att lära sig till att undervisa, från att vägleda och bli vägledda till att instruera och korrigera. Från dialoger till monologer och från lärande-processer till maktkamper. Från lyckan över barnets själva varande och skapande till att göra det hela till ett projekt, från här-och-nu till någonstans i framtiden.

Det finns många anledningar till att det blir så här men bara några av dem äger någon slags giltighet. Många bygger på tradition och missuppfattning, exempelvis ”trotsåldern” medan andra handlar om trycket från omvärlden. Inom barnomsorgen kan det exempelvis hända att man har fräckheten att kräva att barnen är pottränade vid en viss ålder, för att underlätta det egna arbetet. Kraven kan också handla om att barnen ska ta sin eftermiddags-lur vid en viss tidpunkt på dagen och upphöra med den vid en viss ålder eller att alla barn, samtidigt och endast då, skall gå på toaletten.

Allt detta är förfärligt men skulle kanske kunna vara uthärdligt om det stannade mellan barn och professionella. Men så är det inte! En utifrånkommande press på föräldrar tvingar dem in i ett ledarskap som de egentligen motsätter sig; de blir därmed opålitliga och cirkusen är igång. Det förekommer att man inom samhällets barnomsorg uppför sig som industriägare som instruerar sina underleverantörer. De kommer undan med det eftersom så många föräldrar är drabbade av rädsla för att deras barn inte lever upp till någon slags normalstandard. Om du är en av dessa föräldrar: Stanna upp och tänk! Det är helt OK att lämna dina barn till professionella några timmar varje dag, men lämna aldrig över din föräldraauktoritet och integritet till främlingar.

Den ömsesidiga läroprocessen är livslång och mest framgångsrik om relationen betraktas som likvärdig. Relationen mellan föräldrar och barn kan aldrig vara jämlik eftersom makten är så oerhört ojämnt fördelad. Det är just den ojämna maktbalansen som är anledningen till att introducera termen likvärdighet; en term som beskriver vuxenledarskapets Etos. *(Begrepp inom retoriken som handlar om talarens trovärdighet. Översättarens anm.)*

Exempel:

Max är tre år och hans pappa säger:

– Kom igen Max, dags att borsta tänderna.
– Men varför pappa? Jag vill inte borsta tänderna!
– Vet du varför du inte vill?
– Nä – jag vill bara inte!
– Det var tråkigt för jag skulle gärna vilja veta varför.
– Jag vet inte!
– OK. Fundera på det och berätta när du vet. Låt oss borsta tänderna under tiden.
– Men, jag sa ju att jag inte vill!
– Ja, jag hörde det men så länge du är barn har jag ansvar för din hälsa – så låt oss få det överstökat.
– OK då, men gör mig inte illa i munnen.

Enligt det gamla paradigmet vore den här dialogen bortkastad tid. Pappan vet ju ändå att han kommer att borsta sonens tänder så varför lägga ner så mycket tid och energi? Därför att när den enda möjligheten för ett barn (och en vuxen också för den delen) är att slå ihop klackarna och säga:

"JA KAPTEN", förlorar barnet sin värdighet. De flesta barn reagerar med att kämpa emot pappan genom att springa sin väg eller stänga igen munnen eller hålla händerna för ansiktet och så har maktkampen börjat.

Allt detta därför att pojken inte är tillräckligt vältalig för att säga: Hör här pappa! Jag kan gå med på att du borstar mina tänder men aldrig i livet att jag låter dig köra över min personliga värdighet – aldrig i livet! När barn försöker skydda sin personliga integritet finns det, enligt deras syn på saken, alltid en god anledning. Precis som för vuxna. Så när du hamnar i maktkamp med ett barn så beror det oftast på att du vill ha makten medan barnet försöker skydda sin personliga integritet; sin värdighet. Barn är inte intresserade av att ha makt över sina föräldrar men de värdesätter sin autonomi och sina personliga gränser och är beredda att kämpa för dem in i det sista och inte ge sig förrän slaget är förlorat och de blir överkörda och förödmjukade. För femtio år sedan permanentades ofta den skadan och förlamade barn för hela livet. Idag tycks många ta chansen att göra comeback som tonåringar.

Alla barn, liksom deras föräldrar, är unika och var och en är en unik källa till inspiration och insikter.

Barn har ingen aning om att deras föräldrar har personliga gränser och att de dessutom är olika. Följaktligen kliver de, hela tiden, på och över dessa gränser och de lär sig med hjälp av den feedback de får, vare sig den är verbal eller icke-verbal. Just här gör ditt ledarskap i form av vägledare entré.

När din 1 ½- åring klättrar upp i ditt knä och börjar härma dina rörelser på laptoppens tangentbord tar du hans händer i dina, tittar honom vänligt i ögonen säger *"Hörru, jag vill inte att du rör min laptop. Kan du låta bli det för min skull?"* I det ögonblicket kanske han får lust att leka med dig så han skakar på huvudet och säger "Nej", med glimten i ögat. Krama och pussa honom och sätt ner honom på golvet och säg *Tack ska du ha*. Kommer han att göra om det? Självklart! Varje dag är han så upptagen med att lära sig en miljon saker om sig själv, sina föräldrar och världen att alla erfarenheter måste göras om och om igen för att kunna integreras i honom. Om du är rädd om din laptop, stäng locket och ställ den på behörigt avstånd innan du tar upp honom.

Er son älskar sina föräldrar villkorslöst, han litar på er till 150 % och enligt honom har han fått de bästa föräldrarna i hela världen. När han fyller fem har han samlat på sig tusentals egna erfarenheter rörande sina föräldrars gränser, regler, värderingar rutiner och vanor plus de från förskolan, sina fyra eller sex mor/farföräldrar, några mostrar och morbröder och bästa kompisens föräldrar – allt detta har han integrerat i sitt varande och i sitt beteende. Detta är, utan tvekan, en fantastisk prestation av ett förskolebarn och allt han behöver från dig är sakkunnig vägledning. Han behöver din personliga auktoritet för att kunna känna tillit till dig, inte för att han skall ge sig och samarbeta. Tillit till att du vet vad du gör och att du gör det för allas bästa.

Du kan lita på ditt barn

När jag växte upp sa min mamma ibland, *"Om det inte hade varit för oss – dina föräldrar- hade du aldrig blivit en ordentlig människa"*. Hon var helt övertygad om sanningen i detta uttalande och hade ingen aning om hur förödande det kändes. Jag jobbade i mitt anletes svett för att samarbeta med mina föräldrar och priset var högt; förlorad självkänsla och värdighet – både som deras son och som människa. Det finns ingen anledning att anklaga henne eftersom hon bara kopierade sina egna föräldrar och förmodligen även sina mor/farföräldrar. Dessutom tillhörde mina föräldrar en generation som fick veta att barn var primitiva, icke-samarbetsvilliga, asociala och saknade förmåga att vara empatiska och därför måste hållas i strama tyglar för att lära sig dessa mänskliga kvaliteter. Grunden för detta går att återfinna i en något grov tolkning av Sigmund Freuds teorier, men framför allt hade det med moral att göra. Sedan dess har vi lärt oss massor om hur barn fungerar och utvecklas och det har förändrat den gamla bilden av deras kapacitet och kvaliteter så att dagens uppfostran och utbildning har en fastare förankring i kunskap och bygger mindre på moraliska värderingar.

Om man kopplar detta till vuxnas ledarskap är det framför allt tre upptäckter som sticker ut:

- Den gamla frågan om arv eller miljö har besvarats av neurovetenskapen och svaret är: JA! – det är arv och miljö som formar små barns beteende. Spädbarn föds med en potential till miljoner olika mönster i hjärnan och hur de formas beror i stor utsträckning på deras inre och sociala erfarenheter.

- Den andra är insikten om att barn samarbetar med/anpassar sig till och justerar sitt beteende i överensstämmelse med föräldrarnas beteendemönster. Det gör de utan att tänka på det eller planera det och i den meningen är det korrekt att säga att de får sitt beteende, önskat såväl som oönskat, av föräldrarna utan egen förskyllan.
- Den tredje handlar om att barns reaktioner alltid är meningsfulla. De är inte slumpmässiga, hysteriska eller avsiktligt positiva eller negativa. De är helt enkelt adekvat feedback till de vuxna med vilka barnet har de viktigaste relationerna. Precis som när det gäller spädbarn kan denna feedback vara svår och stundtals nästan omöjlig att tolka, men den är alltid tecken på samarbete och barnets försök att känna sig värdefull för de närmaste.

Jag har skrivit utförligt om detta samarbetsfenomen i några av mina böcker och också om insikten att barns vilja att helt enkelt kopiera sina föräldrars beteende (inre såväl som yttre) ibland kommer ut på ett rättvänt sätt (Pappa slår mamma så jag blir "utåtagerande" och slår mina kompisar)och ibland på ett spegelvänt sätt (Pappa slår mamma så jag "agerar inåt" och blir självdestruktiv). Att använda ordet samarbete är ju lite paradoxalt i den meningen att barnets beteende inte alltid är det av föräldrarna önskade men det är alltid ett värdefullt och ofta utmanande bidrag till relationen mellan föräldrar och barn.

Exempel:

Liam är tre år och brukar dra sin syster i håret. Hans föräldrar försöker stoppa honom och resonera men beteendet förändras inte. Som en sista åtgärd bestämmer de sig för att ge honom en s.k. "time-out" när han missköter sig så de skickar upp honom på rummet, stänger dörren och säger att han får komma ut först när de ger sin tillåtelse. Efter att ha varit med om detta några gånger förändrar Liam sitt beteende. Han går fram till sin syster, drar henne i håret och går sen upp på sitt rum i fem-tio minuter. Med stor lojalitet kopierar han sina föräldrars beteende och ger dem vad de, enligt hans sätt att förstå det hela, vill ha. På det sättet omintetgör han straffet, räddar sig själv från förödmjukelse och ser till att hans integritet inte kränks. Han mobiliserar sin självständighet och istället för en smärtsam upplevelse av att ha blivit utesluten ur familjen väljer han ensamheten. När det oönskade beteende tar sin början "ser" föräldrarna honom inte. De förstår inte att han har svårigheter att bli överens med det faktum att han inte längre är det enda barnet i familjen och att han nu blivit av med hälften av allt det han hade förut. Deras uppmärksamhet är enbart riktad mot vad de betraktar som elaka och våldsamma svartsjuke-utbrott och i överensstämmelse därmed straffar de honom. Han upprepar tålmodigt sitt meddelande, men de fattar ju ingenting! Han kände sig ju redan utesluten och nu blir han utesluten. Och ändå, genom sin egen kreativa lösning där han möter föräldrarna på halva vägen, ser han till att han inte blir allvarligt skadad.

Om Liams föräldrar hade vetat att hans reaktion var meningsfull och ett samarbetsförsök hade de valt en annan sorts ledarskap. En av dem hade tagit med honom; i bilen för att åka och handla, på en promenad längs stranden, till köket för att göra pannkakor, till biltvätten – varsomhelst där de kunde vara ensamma och tala med honom. *"Hörru*

Liam, nu har du dragit din syster i håret så ofta så att jag äntligen börjat förstå att du inte känner dig riktigt bekväm med att hon ingår i vår familj. Kan du berätta för mig på vilket sätt det ställer till det för dig?" Med eller utan svar från Liam hade denna enda invitation fått honom att sluta dra sin syster i håret av den enkla anledningen att den hade fått honom att känna sig "sedd", uppskattad och inkluderad. Barn behöver inte alls så mycket uppmärksamhet som vi tror men de behöver vår omtanke och tillit till deras avsikter.

Den här typen av ledarskap, grundad på empati och tillit, avser inte att vara speciellt "barnvänligt". Det är "familjevänligt" eftersom det ger alla vad de behöver och önskar sig. Det ger föräldrarna ett friskt barn, det får dem att känna sig kompetenta och värdefulla som föräldrar istället för hjälplösa och det förser syskonen med en god grund för en livslång relation. Allt detta tack vare en treåring som modigt och ihärdigt upprepade sitt budskap till det blev avkodat.

Tillit är nyckelordet. Föreställ dig för ett ögonblick att du lever med två personer som du älskar, litar på och är helt beroende av för din fysiska överlevnad och mentala hälsa. Tänk dig att de aldrig litar på att dina avsikter är goda och att de alltid tolkar ditt beteende negativt. Att leva så i en nära relation skulle få de flesta friska vuxna att bli galna och/eller våldsamma. Barn är mer motståndskraftiga – det förstör bara deras självkänsla och berövar dem känslan av att vara värdefulla tillgångar i sina föräldrars liv. Inom det gamla paradigmet betydde tillit att föräldrar förväntade sig att deras barn skulle uppträda såsom föräldrarna ville och när de ville. De förväntade sig att barnen skulle vara lydiga och när de inte var det drogs föräldrarnas tillit tillbaka.

Idag vet vi bättre – även om vårt tänkande och agerande inte alltid överensstämmer med varandra. Vi försätter inte barn i situationer där de behöver förtjäna vår tillit genom att vara lydiga. Vi ger dem vår tillit utan villkor och budskapet är: Jag litar på att du gör ditt bästa för att samarbeta och vara värdefull för din familj och om jag inte kan se det i ditt uppförande kommer jag att be dig om hjälp och förtydligande. Ett svårhanterligt fenomen för föräldrar är när barn ljuger och följden blir ofta en rättmätig brist på tillit från föräldrarnas sida. Jag menar inte förskolebarn med livlig fantasi utan faktiska lögner. Hur kan man förstå sådana lögner som ett samarbete och hur kan ett sådant beteende någonsin betraktas som värdefullt för familjen? Barn ljuger för sina föräldrar när de har känsla eller erfarenhet av att föräldrarna inte kan hantera sanningen. Det är verkligen så enkelt. Nyckelordet är *hantera*.

- Om jag berättade för min mamma skulle hon bli totalt galen och hon och min styvpappa skulle hamna i ett bråk som aldrig skulle ta slut.
- Det här kan jag inte berätta för mina föräldrar. Pappas ilska skrämmer vettet ur mig och mamma kommer att oroa sig i månader. Jag hatar mammas oro!
- Mina föräldrar är gammalmodiga och de kommer inte alls att kunna förstå mig.
- Jag försökte berätta för mamma att jag blir mobbad i skolan men hon började storgråta och det gillar jag inte alls så nu berättar jag det inte för någon.
- Mina föräldrar vill inte att jag leker med Robert så jag berättar inte att han är min bästas vän.

Det skulle mycket väl kunna vara så att alla dessa föräldrar skulle säga: Du har kanske rätt i det, men du har fortfarande ingen anledning att ljuga. Att ljuga för sina föräldrar är fel – PUNKT! Vilket plockar ljugandet ut ur sitt existentiella sammanhang och istället placerar det i ett moraliskt, vilket ger utrymme för ännu mer lögner. Faktum är att de här barnen inte alls försöker rädda sitt eget skinn. De försöker skydda sina familjer och betalar med ensamhet. Så lita på dem – även när de ljuger!

Dina värderingar

Nu har jag beskrivit de fyra hörnstenarna i föräldraledarska-
pet och det har blivit dags att presentera en mittstolpe som
kan bära upp taket. Mittstolpen består av dina värderingar.
Att ha värderingar och vara medveten om dem är viktigt för
kvaliteten på ditt ledarskap och det förebygger hundratals
onödiga konflikter i den vardagliga samvaron med barn.

Våra värderingar har många källor. Här är några:

* Filosofi
* Religion
* Politik
* Psykologi
* Ursprungsfamilj
* Mor/farföräldrar
* Favoritlärare/mentor
* Andliga insikter och erfarenheter

I en av mina böcker *(Livet i familjen. Översättarens anm.)*
har jag försökt beskriva fyra grundläggande värderingar för
familjelivet. De är en summering av mina insikter och er-
farenheter efter många års arbete med familjer. Jag hade dem
inte i åtanke när jag började mitt kliniska arbete men de
kom att utkristallisera sig ur de sätt på vilka alla familjer
kämpar för att lösa sina konflikter och olikheter.

De är inte förebyggande i det avseendet att de förhin-
drar konflikter eller problem i familjer utan mer någon
slags principer och riktlinjer som hjälper dig genom svårig-
heter och gör det möjligt att komma ur dem som en klokare

person med närmare familjerelationer. Här är de:

- Integritet
- Personligt ansvar
- Autenticitet
- Likvärdighet

Om du bestämmer dig för att fördjupa dig i dessa värden bör du känna till att det inte är viktigt att du delar dem. Det viktiga är att du börjar tänka på dina egna och din partners värderingar. Att bli medveten om sina värderingar sparar tid och energi, gör dig till en mer pålitlig person, bidrar till din personliga auktoritet och gör det dessutom lättare och mindre förvirrande för dina barn att relatera till dig. Det påminner faktiskt ganska mycket om att vara fotbolls/basketbollcoach. Varje tränare har sin egen filosofi rörande spelet och spelarna vet vad de kan förvänta sig och vad de ska sträva efter. Om tränaren byter filosofi en gång i månaden blir spelarna desorienterade och lagets insatser blir svaga.

I många familjer upplever barnen just den sortens kaos och förvirring eftersom, deras föräldrar byter värderingar på ett oförutsägbart och obegripligt sätt. De kliver upp på morgonen, fast beslutna att vara goda moderna mammor och pappor men när tvååringen plötsligt vägrar lämna huset i sällskap med den övriga familjen känner de sig hjälplösa och återfaller i de gamla goda lag-och-ordning värderingarna och daskar till honom i baken eller något liknande. Tänk dig in i att din partner förändrade sina värderingar, lite slumpmässigt då och då, så får du kanske en liten känsla av hur tufft det kan vara för de här barnen.

Så försök att hitta värderingarna inuti dig själv och i de val du gör. Försök att identifiera var du fått värderingarna ifrån och bestäm om du vill ha dem kvar. Bara när du vet vilka de är och varför du bär på dem blir det möjligt för dig att byta ut dem mot andra som kanske passar dina strävanden och mål bättre. Innan jag går vidare till ett nytt avsnitt - ett varningens ord: Hur viktiga dina värderingar än är för dig – gör dem inte viktigare än de människor som du älskar. När det händer är de inte längre värderingar utan har förvandlats till ideologi och fundamentalism.

Föräldraledarskapets två utmaningar

Att bli förälder och etablera ett gemensamt ledarskap med sin partner för att kunna uppfostra friska, glada och lyckade barn, är i sig själv en daglig utmaning som heter duga. Den utmaningen hänger delvis mer ihop med management och även om det är ett intressant och uppfordrande ämne så är det inte riktigt i fokus för den här essän. Den management-stil man väljer är ju beroende av antalet familjemedlemmar, föräldrarnas arbetsbörda, ålder och rörlighet hos barnen mm. Ledarskap är den avgörande faktorn när det handlar om att bygga meningsfulla och fruktbara relationer.

Att inneha ledarskapet ställer oss inför en annan och ofta tuffare utmaning eftersom det utmanar oss som individuella personligheter och kräver förändringar på en ganska djup nivå av vårt varande. Det handlar inte om att ändra livsstil, byta vänner och sådant. Det handlar om vilka vi är och vår mänskliga potential.

Rent juridiskt är de flesta av oss vuxna när vi blir föräldrar men många är långt ifrån mogna – inte ens de som blir föräldrar i 30- 40årsåldern. Att bli föräldrar erbjuder en verkligt bra möjlighet att mogna som person. Det beror på att våra barn gör oss sårbara på ett sätt som ingen annan relation gör. Så frågan är inte om vi verkligen borde vara vuxna innan vi blir föräldrar (för barnets skull). Frågan är hur villiga vi är att låta barnen komma under skinnet på oss och röra vid känslor och tidigare upplevelser som vi gjort vårt bästa för att hålla undan eller rent av är omedvetna om.

Exempel:

Pappan till en fyraårig pojke ville ha råd eftersom han var

upprörd och generad över hur han uppförde sig mot sin son. Hans genans berodde på att han som psykolog var mycket framgångsrik i sitt arbete med barn på sjukhus. Han berättade att han blev arg och irriterad så fort pojken började gråta. Det spelade ingen roll om pojken var olycklig, ledsen, frustrerad eller hade gjort sig illa när han lekte. Varför är jag oförmögen att trösta mitt barn som en vanlig hygglig förälder, undrade han.

Vi pratade lite om hans uppväxt och sökte efter möjliga trauman eller förluster och plötsligt brast han i gråt och avslöjade att hans far hade blivit ertappad som pedofil då mannen själv var tio år gammal. Kort därefter hade pappan begått självmord. Pappans förfärliga handlingar gjorde det omöjligt för sonen (och frun) att sörja på ett normalt och hälsosamt sätt. Faktum var att bortträngningen av pappans död och omständigheterna kring den var så effektiv att han hade "glömt bort" alltihopa och hans fru visste inget om detta trots att de varit gifta i tio år.

Den här mannen hade helt enkelt samarbetat med sin mamma och allmänheten i den lilla by han kom ifrån och han hade förnekat sig själv rätten att sörja sin pappa. Den egna sonens gråt blev katalysatorn som öppnade en reservoar av förbjudna tårar och hjälpte till med pappans helande nästan trettio år senare.

Pappans dagliga reaktioner hade en ganska tung bakgrund och många historier är inte alls så dramatiska. Det är dock ett bra exempel på hur relationen till våra barn ofta tar fram, det vi inom mitt yrkesområde ibland kallar för, "det inre barnet" i oss. Vi bär alla med oss åtminstone ett av dessa inre barn, in i vårt vuxenblivande.

Anledningen är enkel: ingen har vuxit upp i en perfekt familj i ett perfekt samhälle utan vi fick anpassa oss efter de givna omständigheterna:

- Min mamma var en mycket ömtålig kvinna med svagt hjärta så jag lärde mig att hålla igen min livsglädje och glädjen över att leka med andra barn.
- Min pappa sa nästan aldrig något så jag lärde mig aldrig hur en man kan uttrycka sig.
- Min äldsta syster föddes med en funktionsnedsättning så jag lärde mig att hålla mig i bakgrunden.
- Mina föräldrar grälade precis hela tiden så jag lärde mig att hålla mig undan konflikter.
- Min pappa var våldsam och drack för mycket så nu är jag rädd för mitt eget temperament och vad som skulle kunna hända. Jag låter allt passera. I grunden deltar jag inte riktigt i livet – jag analyserar det.
- Min mamma och mormor skämde alltid bort mig och nu är min fru upprörd över att jag inte kan ta hand om mig själv.
- Min pappa vare sig pratade eller lekte med oss – han arbetade och sov – så jag vet inte hur jag ska slappna av och bara vara med min dotter.
- Mina föräldrar hade så mycket problem i sitt äktenskap att jag bara vill ha total harmoni.
- Min mamma ville att allt skulle vara perfekt så jag måste vara ett perfekt barn. Jag har ingen aning om vem jag är – bara att jag aldrig duger.
- Min pappa ville alltid ha en son så jag blev en riktig vilding. Nu kan jag inte relatera till min egen dotter som vill vara prinsessa.

Alla barn samarbetar och anpassar sig till sina föräldrars personligheter och beteenden och alla utvecklar vi geniala överlevnadsstrategier för att passa in och känna oss värdefulla. När vi skapar vår egen familj upptäcker vi att den överlevnadsstrategi som fungerade bra i vår första familj inte fungerar lika bra i den andra och dessutom blir vår nya utmaning att hitta en livsstrategi som gör att vi kan åstadkomma den livskvalitet vi önskar och förtjänar.

Allt detta aktiveras genom att våra barn överhuvudtaget finns till och genom deras beteende. De har ingen aning om vilka knappar de trycker på och de gör de heller inte avsiktligt. Precis som vi gjorde, försöker de anpassa sig och känna sig värdefulla. Det är en utmaning som vi kan anta eller förkasta. Oavsett hur vi väljer kommer det att kosta men det är bara om vi antar utmaningen som det finns en belöning inom räckhåll. Det är den ideala dealen mellan föräldrar och barn. Vi ger dem livet och i gengäld ger de oss incitament att återta vårt.

Varje gång du har en konflikt med ditt barn eller känner dig desperat och hjälplös öppnar sig en möjlighet för ditt inre barn att göra det som dina egna föräldrar inte förmådde. Det är så logiskt att det nästan är poetiskt!

Ofta talas det om föräldraskap som en prestation vars kvalitet definieras av hur mycket man klarar av att ge sitt barn; ett missförstånd. Det som verkligen definierar kvaliteten på ditt föräldraskap är din förmåga och vilja att acceptera de utmaningar som ditt barn ger dig och omvandla dem till mer och bättre liv. Detsamma gäller relationen till din partner. Genom att acceptera dessa båda utmaningar blir du en bättre förälder än merparten av oss har haft och dina barn växer upp och känner sig mer tillfreds med sig själva. Det är det som är rikedomen med ömsesidigt lärande och hemligheten med byggandet av självkänsla. Ingen kan göra detta varje dag och hela tiden utan att bli så självcentrerad och introvert att resten av familjen utesluts, men det duger gott att göra det lite då och då!

Kvinnligt och manligt ledarskap

De väsentliga delarna i gott vuxet ledarskap är inte köns-
bundna men män och kvinnor fullgör dem med lite olika
harmonier och rytmer. De här olikheterna är fina gåvor till
våra barn. En gamma psykologisk myt hävdar att mammor
är de viktigaste under de första tre åren i barnets liv men
senare studier liksom nya familjestrukturer har visat att det
förhåller sig på ett annat sätt. När spädbarnet har lika stor
tillgång till mamma och pappa, väljer hon/han …... båda!
Min erfarenhet är att det viktigaste är att barn får möjlig-
het att uppleva och integrera båda stilarna – särskilt under
de första fyra åren då den avgörande anknytningsprocessen
mellan föräldrar och barn äger rum. Därefter hittar barnen
sin egen individuella organiska rytm som handlar om mer
eller mindre närhet till en av föräldrarna. Förutsatt att båda
föräldrarna är tillgängliga och vill förstås! De senaste tio
årens kliniska erfarenhet visar att barn som har fri tillgång
till båda sina föräldrar klarar sig bättre och utvecklas mer
harmoniskt. Erfarenheterna bekräftas av ett flertal studier
som gjorts under de senaste åren. Betyder det att ensam-
stående eller homosexuella föräldrar är dåliga föräldrar? Nej,
inte alls. De är lika bra eller dåliga som all andra föräldrar
och det betyder att deras barn får specifika och generella
erfarenheter som de behöver summera vid någon annan tid-
punkt i livet än just under uppväxten. Poängen är att barn
har de föräldrar de har och de måste hitta vägar att överleva
och leva med det. Det gällde även för deras föräldrar och
mor/farföräldrar.

Det spelar ingen roll hur mycket energi ett par lägger ner
på att gräla om principer, teorier, värderingar – de kommer

alltid ha olika sätt att föra sig på. Det är förresten en stor fördel för barnen som får dubbel social kompetens. Hemligheten med delat ledarskap mellan mammor och pappor är att lämna tillräckligt mycket utrymme för var och ens sätt att göra intryck.

För femtio år sedan ägde barnuppfostran rum lite på sidan av – när tiden och energin fanns eller vid intressekonflikter. Fäder var vanligen frånvarande rent fysiskt eller mentalt eller bådadera och mödrarna som tog hand om hemmet, matlagningen och tvätten hade inte så mycket direktkontakt med barnen när de väl hade lärt sig att gå. De fanns där, skötte sina sysslor och var till hands om något gick på tok.

Världen har förändrats dramatiskt och barnuppfostran har nästan blivit något av en konkurrenssport där föräldrar tävlar med varandra om att bli årets mamma eller pappa. Barnen har en del godbitar att hämta ur detta annars totalt meningslösa tävlande om prestige. En nyligen gjord studie visar att den genomsnittliga danska föräldern (i ett land där båda föräldrarna arbetar utanför hemmet) tillbringar mer tid med sina barn än någonsin tidigare. Det motsvarar många tydliga svar från barn och unga när de får frågan om vad de önskar sig av sina föräldrar; tid – mer tid!

Baksidan av den här förändringen är att föräldrar och de som ger dem råd har en inställningen som säger att man ska skilja på barnens och föräldrarnas intressen vilket är mycket olyckligt. Barns välmående, utveckling och livskvalitet är beroende av vad som pågår i resten av familjen och hur var och en mår – som individer och som grupp. På det här andra sättet blir barnen en uppgift, en plikt och till och med en investering. De görs till objekt bara några år efter det att den nya utvecklingspsykologin visat att subjekt-subjekt-relationer där båda betraktas och behandlas som individuella personligheter är bäst för alla inblandade. Det bästa du kan göra för ditt barn är att låta honom/henne se den där glimten av glädje i dina ögon varje gång ni möts! Om han/hon bara möter gravallvarligt engagemang, trötthet, osäkerhet och kanske till och med skuld i din blick så går ni båda en tuff framtid till mötes.

Nyligen citerades en ung rådgivare när hon sa: *"Småbarn förstör föräldrarnas sexliv"*. Här saknas det helhetstänkande som beskrivs ovan. Uttalandet är rena nonsens. Att få barn påverkar livet på alla nivåer och på många olika sätt men det är inget som barnen gör mot föräldrarna. Det är en fullkomligt naturlig följd av beslutet att bli förälder. Att ha småbarn förändrar sexlivet men det gör även tjugo års äktenskap, en livsstil med ständig övertid på jobbet, rökning, drickande och många andra val vi gör. Det är visserligen sant att många unga storstadstadsbor lider av illusionen att livet inte kommer att förändras när de får barn – vilket det ju verkligen gör – men föreställning om att inget skulle förändras är ju inte precis barnets primära målsättning.

Att sådana föreställningar och många liknande har blivit möjliga kan framför allt kopplas till två faktorer.

Vår nya rikedom (som vi ibland inte riktigt vet vad vi skall göra med) är den ena. Den andra handlar om att de flesta kvinnor i västvärlden kan få barn när och hur de vill och med eller utan en mans deltagande. Att få barn har blivit ett överlagt val (även om "olyckor" fortfarande inträffar) så en slag kundattityd har letat sig in i vårt tänkande och hanterande av barn vilket medför att barn blir "varor" och till och med statussymboler. De har alltid varit symboler för kärlek, potens och fertilitet men numera spelar de en betydligt större roll på en social nivå och för föräldrarnas image och självbild. Jag är inte en nostalgiker som vill kritisera föräldrar för att de är produkter av sin tid men en del fallgropar som hänger ihop med den här utvecklingen kan vara värda att beakta innan ditt ledarskap slukas upp av den senaste trenden eller nästa. Jag föreslår alltså att du håller ögonen på bollen och inte på åskådarna.

Fallgropar

Här följer en grovskiss på några vanliga föräldrastilar. Erfarenheten har visat att de inte är att rekommendera med anledning av de långtidseffekter de får på föräldrar barn och hela familjen. Jag tar inte med någon av de många "metoder" som har uppfunnits under de senaste tjugo åren. Det finns två anledningar till att jag inte har med dem: för det första tycker jag inte att vi skall relatera till dem vi älskar genom någon som helst metod och för det andra är det en avhumanisering av personliga relationer som ofta får djupgående, negativa konsekvenser för kvaliteten på relationen mellan föräldrar och barn. Även mer tilltalande metoder som "attachment parenting" har en tendens att framstå som mycket mer än de är eftersom de fokuserar på några få viktiga fenomen och nästan helt förbiser personligheten hos barn och föräldrar. Det finns två viktiga saker att säga om användandet av metoder. Den första kan summeras med hjälp av ett gammalt uttryck från den psykoterapeutiska världen:

"När man har en hammare ser allt ut som en spik". Det andra är det faktum att resultatet av dessa metoder – terapeutiskt, utbildningsmässigt eller kopplat till det som har med föräldraskap att göra, är till cirka 20 % beroende av metoden och till ca 80 % av personen som använder den.

Det är anledningen till att det är så mycket klokare att lära dig så mycket som möjligt om dig själv och ditt barn och hitta din inre mamma/pappa istället för att agera i enlighet med någon annans manuskript. Du behöver inte vara orolig – ditt barn tycker det är helt okey om det tar femton år så länge han/hon känner att du på allvarlig letar efter autenticitet.

Det finns många anledningar till att autenticitet blivit ett nyckelord i nära personliga relationer. Det ges inte möjlighet att här utveckla alla aspekter på autenticitet, men det innebär ett helt nytt sätt att tänka – ett helt nytt värde kan man kanske säga och detta trots att autenticitet har värderats i hundratals år inom konst, musik, teater, filmkonst mm. Det syftar helt enkelt på förmågan att kunna kommunicera vem du är genom ditt sätt att prata och vara, i motsats till att spela en roll och vara på ett sätt som andra förväntar sig eller kanske till och med kräver. Detta kallas för ett existentiellt val som var och en kan göra eller ignorera så länge vi inte befinner oss i en existentiell kris. Till och med då kan vi välja kemiska lösningar och hoppas på att allt blir som vanligt igen.

Med allt detta i tankarna har det varit intressant att följa hur föräldraskapet utvecklats under de senaste tjugo åren där framför allt de högutbildade medel- och övre medelklassföräldrarna har gått tillbaka till rollspelande. Rent teoretiskt hade de kunnat välja att komma över sin osäkerhet genom att titta inuti sig själva för att finna fast mark men de flesta har tagit sin tillflykt i att spela mamma eller pappa. Den tendensen har skapat en genväg till barnens behov. Dagens barn är friare att ta för sig än föregående generation och de vågar ta för sig utan rädsla. Ju mer föräldrarna försöker slipa sitt uppträdande till perfektion desto mer desperata blir barnen i sina försök att ta reda på vem Mamma och Pappa är – "off stage". Detta kallas fortfarande för att testa av de vuxna. Det är en lika missvisande beskrivning idag som för femtio år sedan. Skillnaden är att då, för femtio år sedan, gick föräldrar öppet in för att utöva makt och bekymrade sig inte över att behöva vara stränga och elaka. Dagens föräldrar blir totalt överraskade. De försöker vara vänliga och resonabla och kan inte alls förstå varför barnen tröttnar på deras sätt och slutar lyssna. Men självklart lyssnar de. Trots fina och kärleksfulla avsikter så får de inte den värme och närhet som de behöver för att frodas. Det är som att ge barnen menyn istället för att servera mat. Den här frustrationen - från båda håll – är en utmärkt drivkraft för föräldrar att bli mer autentiska, mer levande och roligare att hänga med.

Den nyromantiska stilen

Föräldrar som antar den nyromantiska stilen har många goda anledningar därtill:

- De vill att barnen skall känna sig uppskattade och älskade
- De vill ge sina barn så mycket uppmärksamhet som möjligt
- De tror på harmoni som det yttersta uttrycket för kärlek och tenderar därför att undvika och ogilla konflikter
- De vill förbättra världen

Potentiella problem:

- De tenderar att utveckla ett gulligt och känslomässigt platt beteende som gör barnen frustrerade för de lär sig inte hur de skall hantera sina egna känslor och till sist blir också föräldrarna frustrerade för de är också lämnade med känslor som de inte vet vad de skall göra med
- Känslor tenderar att delas in i positiva och negativa vilket leder till mycket självkritik hos föräldrarna och undran hos barnen om vilka föräldrarna verkligen är

bakom det välmenande beteendet
- När endast ett begränsat urval av känslor tillåts blir det svårt för alla att utveckla en sund självkänsla och för barnen att utveckla empati
- Barn som alltid står i centrum för familjens uppmärksamhet tenderar att bli ensamma och frustrerade eftersom de inte vet om de skall tro på sin ensamhet eller på kärleken de ser i sina föräldrars ansikten och hör i deras röster

Många av de här föräldrarna inspireras eller tvingas utveckla en mer nyanserad föräldrastil eftersom barnens börjar "missköta sig" eller visa andra tecken på att inte må bra någon gång mellan tre och sju års ålder. Ensambarn och förstfödda tenderar att komma till den punkten lite långsammare än det andra barnet.

"Curling"-föräldrar

Den här lite skämtsamma etiketten är inspirerad av sporten Curling som spelas med tunga stenar på en isbana. För att stenen skall uppnå önskad fart och riktning springer två spelare vid sidan av stenen och sopar undan hinder på isen som annars skulle kunna få stenen att ändra riktning, eller tappa fart på väg mot boet. I den här metaforen är barnet stenen och föräldrarna är soparna.

Curlingföräldrar kan grovt delas in i tre grupper, var och en med olika övertygelser och erfarenheter.

En grupp tror verkligen att det är önskvärt och möjligt att göra familjen till en schemalagd bubbla av harmoni och positiv energi så att barnen får bästa tänkbara start i livet. Familjen som en fortsättning på tillvaron i moderlivet skulle man kunna säga. En annan grupp har vuxit upp i familjer med våld i hemmet, ett evigt skrikande och gapande och mängder av olösta konflikter. De vill helt enkelt inte att den egna familjen ska bli i närheten av något sådant. Istället för rädsla, smärta och ensamhet vill de att barnen skall känna sig älskade och skyddade. Den tredje gruppen liknar den andra i så måtto att föräldrarna ofta kommer från familjer där många dolda och outtalade konflikter skapade en mycket tung och glädjelös atmosfär.

Gemensamt för dessa föräldrar är att de växte upp i familjer där de inte fick möjlighet att lära sig hantera interpersonella konflikter på ett konstruktivt och meningsfullt sätt och därför bestämde sig för att undvika konflikter och se till att de inte skapade konflikter.

- De arbetar hårt för att förebygga konflikter, ledsamhet, smärta, frustration och aggression
- De tror att om du har konflikter med dina barn betyder det att du är en dålig eller otillräcklig förälder
- De placerar barnet i centrum för uppmärksamheten och känner att de måste gör det barnet "har lust med" och ge barnet det som det vill ha. Allt annat betraktas som försummelse
- För att kunna göra allt detta måste de ägna sig helt och hållet åt att passa upp barnet och sudda ut sina personliga behov, önskningar och gränser

Potentiella problem:

- Genom att passa upp på barnen och försumma sina egna behov blir de osynliga som människor och berövar sig själva och sina barn själva livet och det avgörande behovet att lära sig om andra människors reaktioner, behov, värderingar och gränser

- När barnet är ungefär 2 ½ år börjar hon agera som den prinsessa hon alltid blivit behandlad som. Hennes behov av uppmärksamhet tar sig monstruösa proportioner och hon kommer att relatera till andra barn och vuxna utan empati. För att få den äkta sortens närhet hon behövde men förnekades kommer hon att bli en tyrann som oupphörligt kämpar för det hon vill ha. Så småningom tappar föräldrarna all energi och lider uppriktigt då de måste inse att de oerhörda ansträngningar de gjort för att förse barnet med en perfekt barndom har misslyckats.

De här barnens uppförande – inom och utom familjen – blir så motbjudande och provocerande att alla som finns runt familjen föreslår "mer gränssättning" som botemedel. Det är begripligt men alldeles för enkelt och lägger bara till kränkningar som skadar barnet. Föräldrarna behöver ompröva sina roller som föräldrar och bli verkliga. Att ha skapat ett sådant här barn är nog ett av de mest högljudda och intensiva "wake up call" man kan få som förälder. Den ultimata motivationen för att ta reda på vilka de egentligen är under den kostym de gömt sig i.

Det minimala motståndets väg

De föräldrar som tillämpar den här föräldrastilen kommer från alla socialgrupper. Att ägna sig åt funderingar, överväganden och begrundande ingår inte i deras sätt att vara och de ägnar således nästan ingen tid åt att fundera över hur de skall uppfostra sina barn. De känner att de har lyckats eller

misslyckats i sina egna liv och tenderar att kopiera sina egna
föräldrar och ha samma mål som dem.

- De tenderar att ge efter för mer eller mindre slump-mässiga önskningar från barnen. De "försöker säga nej", men när allt kommer omkring, vem vill ha en konflikt?
- De är inkonsekventa på det sättet att inga specifika värderingar vägleder dem i deras beteende
- De är upptagna med sina egna liv oavsett om det handlar om lyxbåtar och hästar eller fattigdom, våld i hemmet och depressioner

Potentiella problem:

- Barnen känner sig slitna mellan att, å ena sidan få allt de pekar på, och att få endast ett minimum av vad de behöver å den andra. De har ofta låg självkänsla och stora egon.
- Barnen har svårigheter med sitt personliga ansvar och mognar antingen sent eller alltför tidigt
- Barnen utvecklar ofta självdestruktiva beteenden som tonåringar

Helikoptermammor

"Chopper"-mammor blev en amerikansk benämning på mammor som alltid, konstant och utan nåd övervakar sina barn och har total kontroll över var barnen befinner sig och i vilka relationer de ingår.

Den här stilen finns numer även i Europa och man kan faktiskt hitta lekplatser där barnen inte leker med varandra utan med sina mammor eller barnflickor.

- De här mammorna (och papporna som har överseende med den här stilen) vill i bästa välmening skydda sina barn från allt som kan skada dem, göra dem ledsna eller arga.
- De undviker nogsamt all slumpmässig kontakt med andra barn och föredrar organiserade lekträffar med "passande" lekkamrater vars föräldrar tillhör samma socialgrupp och har samma moraliska värderingar.
- De tenderar att vara besatta av potentiella faror och är beredda att göra vad som helst för att förhindra att barnen utsätts för dem.

Potentiella problem:

- Barnen måste ställa upp på mammas rädsla och kontrollbehov och därför kan de inte utveckla den livskunskap eller de färdigheter i socialt samspel de behöver. De blir vad vi ibland brukar kalla "inlärt hjälplösa" och får svårigheter med sin mognad och självständighet.
- De barn som revolterar tas till familjeläkaren och diagnostiseras ofta utan att föräldrastilen granskas. De medicineras till lydnad.
- I de här familjerna förkläs försummelse i ord som "omtanke", "kärlek" och "föräldraansvar". Denna klassiska "dubbelbindning" skapar ofta allvarliga mentala och psykologiska problem hos barnen.

Helikoptermammorna har ordning och reda på sina alibin. Världen, och framför allt storstadslivet, har blivit oerhört mycket farligare och föräldrarna måste göra ett val: ska jag skydda mitt barn från all ondska eller ska jag lära mitt barn att hantera verkligheten? När det gäller barnets livskvalitet – under barndomen liksom under vuxenblivandet – är det senare alternativet, utan tvekan, det klokaste valet. Det första alternativet kan, på kort sikt, bättre gagna föräldrarnas behov och önskemål om att vara oskyldiga.

Det är viktigt för alla föräldrar att begrunda att det, rent statistiskt, endast är cirka trettio procent av det vi föräldrar gör och säger som verkligen handlar om barnens bästa. De resterande sjuttio procenten gagnar endast vår egen image, våra egon och självbilder. Det är i sig inget fel, men det blir något av ett lotteri när vi inte ens är lite medvetna om skillnaden och våra barn inte svarar upp som om allting vi ger dem är gjort av renaste guld. Visste du att barn i alla kulturer är olydiga sextiofem procent av tiden? Det är då de antingen prövar hur pålitlig och klok du är, eller helt enkelt vet bättre. Om de litar på dig opponerar de sig öppet annars går de bakom ryggen på dig. Kom ihåg att då och då tacka dem för båda delarna! De kanske skadar din image eller ditt ego men de ger dig en gåva utan vilken de inte kan bevara sin integritet intakt och du inte kan lära dig det du behöver.

Mitt barn, mitt projekt

Rätt många föräldrar har starka och bestämda idéer om hur barnens liv och framtid skall gestalta sig och de jobbar hårt för att genomföra dem. Ibland vill de" bara" att barnen skall var lyckliga, ibland vill de att barnen skall bli världsberömda musiker, idrottsmän, läkare, advokater eller modeller mm.

- De ägnar merparten av sin tid och energi åt detta projekt, spenderar mycket tid med sina barn och styr varje detalj i deras liv
- De försöker ofta motivera barnen att förverkliga de drömmar de själva aldrig uppnådde
- De tenderar att ha siktet inställt på framtiden och inte vara lika uppmärksamma på här-och-nu

Potentiella problem:

- Föräldrarna definierar barnets identitet och om barnet samarbetar och anpassar sig kommer en allvarlig existentiell kris förr eller senare
- Krisen kan leda till/inte leda till ett totalt uppbrott i föräldra-barnrelationen
- Att vara någon annans projekt reducerar barnet till ett objekt och utgör en icke-optimal relation

De flesta föräldrar har drömmar och goda önskningar för sina barns räkning och det är inget problem. Problemet uppstår när föräldrar överträder den tunna linjen mellan dröm och projekt. De flesta barn – speciellt de förstfödda och ensambarnen – anpassar sig gladeligen till projektet och föräldrarna som managers, för att de tycker om intensiteten i övandet, konkurrensen och auditions. Du som är förälder kan antingen ignorera mina varningar och driva din mission med gott samvete eller ägna dig åt lite själslig forskning och upptäcka dina sanna motiv. Tyvärr kan du inte lita på barnets positiva och bekräftande feedback då hon/han bara samarbetar. Det är bara när barnet vägrar att samarbeta som du kan lita på att hon/han är ärlig.

Tonåringar

En av de mest djupgående förändringarna vi sett inom familje-livet under de senaste trettio åren visar att det pågår oändligt många fler sensibla och meningsfulla samtal mellan föräldrar och deras tonåringar än någonsin tidigare. I majoriteten av de familjer jag möter i familjeterapi talar ungdomarna fritt och ser sina föräldrar i ögonen. Det är en dramatisk förändring. För tjugo år sedan hade de tittat ner i golvet och mum-lat: *"Jag vet inte"* när de blev tillfrågade eller konfronterade. När det gäller mental hälsa och hela familjens välmående är detta definitivt ett framsteg som möjliggjorts med hjälp av tänkande, inkännande och icke-våldsamma föräldrar.

Det finns emellertid så många myter rörande adolescen-sen, så många varningar från experter och så många nya faror att vissa föräldrar drabbas av panik och börjar utöva någon slags turbo-laddat föräldraskap i hopp om att det fortfaran-de är möjligt att uppnå perfektion. Det är en anledning. En annan anledning är att de fortfarande vill vara en mottag-lig och ansvarsfull del av barnens liv och därför, bara under några år till, försöker behålla sin roll som den klokaste. När så är fallet tenderar mytologin att bli verklighet: maktkam-per, brytande av regler och överenskommelser, obstruktion, smaklöshet, riskbeteende och alienation.

Den huvudsakliga anledningen till detta är att barn fram till puberteten behöver sina föräldrars vägledning och klok-skap i frontlinjen. De behöver den överblick, erfarenhet och förmåga att tänka ut möjliga konsekvenser som föräldrarna i bästa fall besitter och de är beroende av att de tar beslut uti-från "det som är bäst för dig min kära dotter". I samma ögon-blick som den dramatiska psykosexuella förändring som vi kallar puberteten inträder, blir barnets liv väldigt annorlunda. Barnet ifrågasätter sin egen identitet, föräldrarnas och de egna värderingarna och går ofta igenom några år utan att riktigt veta vem han/hon "egentligen" är. Det kan vara en tyst, introvert process eller en regelrätt kris, men hur det än är så är det dags för föräldrarna att inse att de visserligen kan veta vem hon var men inte vem hon är nu, idag och imorgon. Det är detta som gör uttalandet *Jag känner dig och vet vad som är bäst för dig* föga trovärdigt och dessutom provocerande.

Din tonårsdotter/son behöver två saker från dig: tillit, tillit, tillit och så behöver ni förändra era föräldraroller. Ni behöver backa från frontlinjen i deras liv och göra er tillgängliga som det ultimata skyddsnätet. Dra inte ner på er känslomässiga närhet, ert engagemang eller intresse men håll er lite på avstånd. Ert jobb och intresseområde som förälder är fortfarande att ta hand om ert barn, er själva och er relation med barnet, men på ett annat sätt. Det banar vägen för en genuin vuxen vänskapsrelation.

En konstruktivt och mer tillfredsställande roll är att bli "sparring-partner". Jag knyckte den här benämningen från professionell boxning där alla blivande mästare har ett sparringpartner som hjälper honom/henne att komma i form för att vinna mästerskapet. Jobbet består i att *bjuda på maximalt motstånd och göra minimal skada.*

Motståndet finns i dina värderingar, dina erfarenheter, din överblick och din visdom – allt detta måste du presentera och konfrontera din tonåring med närhelst hon/han undrar vad du tycker i en fråga, ber om din tillåtelse eller håller på med något som du inte gillar. Se till att du gör det på ett sätt som lämnar tillräckligt mycket utrymme för din tonåring att fatta sina egna beslut och gå sin egen väg. Kom ihåg att själva tanken med växande är att växa upp och bli en egen person och inte en slags kloning. Om du förhåller dig så kommer du inte att förstöra processen och du kan lita på att din tonåring kommer att ta dig på allvar även om det inte alltid märks utåt.

En del tonåringar har perioder då de bara är helt outhärdliga och om du tenderar att ta det personligt bör du kanske ta råd av neurovetenskapen som säger att så mycket som 65 % av tonåringens hjärna rekonstrueras under puberteten. Med andra ord: försök att inte ta det personligt och som ett tecken på att du har misslyckats. Det är bara naturen som tar över. Du får slutgiltig feedback rörande ditt föräldraskap/ledarskap när ditt barn är i trettioårsåldern och/eller själv blir förälder. Oavsett vad du då får syn på så är det för sent att ändra på ditt barn, men aldrig för sent att förändra dig själv.

Du är fri att helt och hållet njuta av ditt liv, dina försummade intressen, din partner och – med lite tur – rollen som tillfällig rådgivare när du blir inbjuden.

Begick du misstag på vägen? Oh ja, många! De bästa föräldrar jag känner till gör ungefär tjugo misstag om dagen och om ditt personliga genomsnitt inte är över trettio så kan du ta det lugnt och förlåta dig själv. Om du tar ansvar för dem du blir medveten om undviker du inte bara skuldkänslor utan blir också en god förebild för dina barn som kommer att älska dig för evigt. Det vi försöker åstadkomma i dagens föräldraskap är dock mer ambitiöst och utmanande: att våra barn växer upp och älskar sig själva.

Bortom barndomen

Som familjeterapeut blir jag ofta förbryllad av hur vårt intresse för föräldra-barnrelationen nästan tar slut när barnen flyttat hemifrån. Vi vet att kvaliteten på föräldraskapet under barndomen inte bara är avgörande för barnens och föräldrarnas välmående under de första arton åren utan också väldigt viktigt för de följande årtiondena.

Jag talar inte om de ärr eller självdestruktiva beteende som barn får i sina familjer. De är välkända och diskuteras ofta. Jag är mer intresserad av de mer än 50 % av alla familjer där relationen mellan barn och föräldrar är så dysfunktionell att alla berövas grundläggande livskvalitet.

Inom Europa råder det stora skillnader avseende kultur, värderingar och ritualer som berör familjen/den utökade familjen. Vi har den moderna nord/väst-europeiska "JAG-familjen" som tenderar att betona individens välmående och den syd/öst-europeiska "VI-familjen" som lägger vikt vid gruppsammanhållning och lycka för alla. Vi har också miljoner invandrare som möter det faktum att deras ungdomar kräver större frihet. Under de kulturella spörsmålen upplever alla dessa skilda familjer en variation på samma grundläggande existentiell konflikt: konflikten mellan individuell integritet och anpassning. Den konflikten är ständigt pågående i alla familjer och innehåller perioder av lugn och harmoni men också strider och krig. Det viktigaste för allas hälsa liksom för familjen som helhet är att dessa konflikter tillåts komma upp till ytan inom familjen.

Som förälder till små barn har du möjligheten att förebygga en massa olycka och avståndstagande genom att inkludera några av de ovan nämnda kvaliteterna i ditt ledarskap.

- Personlig auktoritet får dina barn att känna sig trygga och respektera dig. Den hjälper dem också att utveckla en stark känsla för egna behov, önskningar och gränser vilket gör dem tillräckligt starka för att välja sin egen väg när det behövs.
- Personligt ansvar banar väg för dina tonåringar och vuxna barn att bli mer ansvarstagande än lydiga.
- Båda dessa konsekvenser av ditt föräldraledarskap tryggar fortsatt närhet oavsett hur ofta ni träffas.

Båda generationerna har mycket nytt att lära. Framtiden för multigeneration, multikulturella och multireligiösa familjer är odefinierad och vidöppen för oss alla att bidra till.

Översättning: Kerstin Svart Eriksson

Ditt barns framtid är här-och-nu!

Sedan medeltiden har föräldrar tänkt på, bekymrat sig över och planerat sina barns framtid och har mer eller mindre tagit barnens individualitet och öde som gisslan. Fram till andra världskriget var det en social nödvändighet och därefter kom en lång period, då social och ekonomisk trygghet hade första prioritet. Sedan blev vi rika och "om du bara är glad" var mottot. Sedan millennieskiftet har föräldrarnas sociala ambitioner på allvar kommit på banan. Därmed blir det aktuellt att ställa grundläggande etiska frågor om den roll barn skall spela i föräldrarnas liv och i sina egna. Föräldrarnas ambitioner och planer är ofta motstridiga men de negativa följdverkningarna kan i ett viss utsträckning undvikas genom att ha fokus på barnets liv och interaktion med föräldrarna här-och-nu.

Vad vill du?

Vill du att ditt barn "bara" skall vara ett lyckligt barn? Vilken roll spelar ditt barns utbildning och karriär i ditt liv redan nu? Vad är ditt största bekymmer? Vad är dina drömmar om framtiden och i vilken utsträckning gör de ditt barn till ditt eget personliga projekt? Vilken roll spelar det för dig, att ditt barn utvecklar sig till en sund och kompetent människa och medmänniska?

Att få barn är ju som utgångspunkt ett egoistiskt projekt. Vi får inte barn för barnens skull men för vår egen i hopp om, att deras existens skall berika oss. När barnen är en ren realitet sker det lyckligtvis oftast, att egoismen blir mindre och viljan till omsorg och ömsesidighet växer. Föräldrarnas attityder befinner sig ofta mellan två poler: Det ena extremen är *"Du är mitt barn och det är jag som bestämmer!"* och den andra är, *"Mitt barn är hela mitt liv"*. Mellan dessa två poler befinner sig massor av föräldrar med en mer balanserad inställning.

Oavsett vilket barn du har fått och vilka drömmar och bekymmer, som finns i dina tankar är det mycket du kan göra både rätt och fel men innan jag går in i detalj om detta, är det nödvändigt att föreställa sig ett generellt mål för våra barn både hemma och i de pedagogiska institutionerna. Jag vill tro, att de flesta föräldrar vill ansluta sig till en målsättning som går ut på, att våra barn som tjugoåringar gärna skall ha en hög grad av psykisk hälsa och ett fast fundament av psykosocial kompetens. Det betyder en välutvecklad förmåga att vara tillsammans med både sig själva och andra.

Detta mål är lika viktigt oavsett om det handlar om ett barn, som är fött frisk och stark, med en kronisk sjukdom eller en funktionsnedsättning, fattig eller rik. Det är en viktig förutsättning för att kunna lära – både i skolan och i livet – och det är det mest optimala "immunförsvar" i förhållande till alla de faror som lurar. Oavsett om dina bekymmer eller din rädsla handlar om risken för missbruk, våld, ätstörningar och liknande så är vägen till detta mål det bästa förebyggande sätt vi känner till. Det är långt mer effektivt än gränser, beröm, regler, straff, moralisk upplärning eller fördömande och allt det andra, vi traditionellt satsar på som förebyggande.

Som helhet befinner vi oss i dagens samhälle mycket långt ifrån att nå detta mål. På många områden har både vi vuxna och våra barn det bättre än kanske någonsin förr men i förhållande till psykisk- och social sundhet och generell livskompetens har våra ansträngningar hittills varit förgäves. Talen för missbruk och beroende växer och detsamma gör antalet barn, unga och vuxna i psykiatrisk behandling. Förbrukningen av antidepressiva, sömnmedel och alla andra produkter med relation till psykosocial hälsa är en katastrofalt stort och samtidigt med, att våra sociala- och hälso-system blir dyrare och dyrare fungerar de sämre och sämre. Välfärdssamhällets dröm om att låta samhället ta ansvar för vår livskvalitet och hälsa har blivit en mardröm och den enda väg ut ur misären är det personliga ansvaret.

Vad kan jag göra?

Kärnan i det nämnda immunförsvaret består av följande komponenter:

- En sund självkänsla – dvs. upplevelsen av att ha värde för de människor vi älskar och av att vara bra nog och värda att älska precis som vi är – precis här och nu.
- Möjlighet till att vi kan utveckla oss om människor och utveckla hela vår potential - intellektuellt, manuellt och emotionellt. Detta stärker självtilliten optimalt.

Utvecklingen av dessa kvaliteter sker först och främst i familjen. De pedagogiska institutionerna har på goda grunder fokus på framtiden. De kan med stor fördel ha en större fokus på här-och-nu – det skulle främja barns inlärning – men de är traditionellt mer upptagna av att utveckla nya färdigheter.

En del av det moderna barnets problem är, att många föräldrar försöker att kopiera pedagogernas tankesätt och "förser" sina barn med externa stimuli även under det, som egentligen skulle vara barnens fritid. Det kan vara så enkelt som konstant underhållning från TV och film eller som mer pedagogisk sysselsättning. Barnen blir överstimulerade och "ute från sig själva" och de lär inte hitta vägen tillbaka till sitt eget inre liv, där t ex den äkta kreativiteten bor. Det samma gäller självklart många föräldrar. Resultatet är orimligt mycket osund stress, som skapar både psykosomatiska problem och så kallade beteendeproblem.

Om föräldrarna dessutom också har ambitioner på ett eller flera områden – dvs har fokus på framtiden – händer två saker. Den första konsekvensen är som redan nämnts stress. Barn kan faktiskt klara betydligt mer stress än de flesta vuxna men bara, om de också har lärt sig att stressa av. Detta kräver övning i att vända uppmärksamheten inåt – det är det som kallas "*Mindfulness*".

Det andra som händer är lika viktigt för barns hälsa som utvecklingen av deras psykosociala immunförsvar. När "mina vuxna" hela tiden är upptagna av nästa steg i min utveckling upplever jag, att jag inte är bra nog så som jag är just nu – idag – och det bromsar utvecklingen av en sund självkänsla. Den självkänsla som är många gånger viktigare för immunförsvaret än den självkänsla som kommer av uppfostran. Detta är självklart helt avgörande viktigt för barn, som är "annorlunda" oavsett orsak.

Detta betyder helt enkelt, att föräldrarnas ambitioner och hemgjorda mål för barnens uppväxt, som ju i regel bygger på föreställningen om hälsa och lycka, mycket ofta blir den direkta orsaken till att målet inte nås.

Fråga vilken toppidrottare, framgångsrik affärsman, konstnär eller VD som helst över 45, om deras självförtroende och statussymboler har berikat deras liv som människor, föräldrar och partner. Svaret är ett nästan enigt "nej".

Föräldrar får mycket motstridiga budskap och det är inte konstigt, att de blir förvirrade. Den ena dagen är det viktigaste i världen skola och utbildning, nästa dag är det kost och så kommer psykisk hälsa, regler för alkohol osv. osv. Ett av problemen är att världen består av experter, som ju i bästa fall vet fantastiskt mycket om mycket lite. Ett annat och nog så allvarligt är, att våra politiker, eller mer precist de olika departementen i regeringen antingen inte pratar sig samman eller i varje fall inte bemödar sig med att samordna sina budskap och undersöka den enas påverkan på den andre.

Om vi drömmer ett ögonblick och föreställer oss, att Näringsdep., Hälsodep., Barn- och familjedep., och Utbildningsdep. satte sig ner vid samma bord, skulle det inte ta så lång tid, innan de upptäckte att utgifterna i de senare tre departementen är utan kvalitativ kontroll, eftersom de inte tar höjd för att t ex Kunskapsdepartementets många budskap ödelägger massor av barns och ungas kreativitet, livsglädje och allmän hälsa och därutöver skapar en grad av nervositet och stress i många familjer, som har ganska allvarliga konsekvenser för alla inblandade. Jag känner inte till en enda europeisk regering, där ett sådant samtänkande äger rum och det kostar oss alla många spillda miljarder.

Därför ligger det på föräldrarna att sortera och skapa helhet i barnens liv. Det tror jag inte man skall beklaga sig över men det skulle vara bra, om politikerna och ämbetsfolk gav en konstruktiv hjälp!

Oavsett om vi frågar hjärnforskare, de övriga naturvetenskaperna som sysselsätter sig med människors hälsa och trivsel, inlärningspsykologin eller utvecklingspsykologin, får vi samma svar: den bästa garanti för hög livskvalitet får vi genom att leva så mycket vi kan i nuet. Det är inte något fel med att sätta mål eller följa sina drömmar men utan reträtt, som nuet erbjuder hjärna, själ och kropp, går det sällan bra. Speciellt extraordinära prestationer kräver denna förmåga till att fokusera på nuet på samma sätt som goda mellanmänskliga relationer kräver förmåga att vara uppmärksam och närvarande.

Praktiska tips

De flesta av dagens barn får allt för mycket uppfostran och det gör av förklarliga skäl mindre och mindre intryck på dem. De har återigen blivit objekt för de vuxnas behov av att skaffa sig en positiv image och självbild. Cirka hälften av barnen underkastar sig detta behov hos de vuxna och den andra halvan kämpar emot. Antalet barn med så kallade "omotiverade raseriutbrott" eller "oppositionella syndrom" stiger och stiger och det enda uppenbara, de vuxna kan komma på, är att göra mer av samma sak.

Varför detta motstånd hos många barn? Eftersom essensen i budskapet är: *"Om det inte var för oss – dina föräldrar – hade det aldrig blivit en ordentlig människa av dig!"* Alltså en fundamental misstroendeförklaring till barnets inneboende vilja och förmåga till att samarbeta och anpassa sig och ännu ett försök till att styra barnets framtid. De flesta vuxna är ännu inte speciellt intresserade av, vad och hur barn tänker. De är mycket mer engagerade i, hur och vad barn bör tänka. Oavsett hur mycket beröm och hur många kärleksförklaringar, det följer med på köpet, försvagar det barns självkänsla och många av dem blir det amerikanarna nu kallar "inlärt hjälplösa".

- Lösningen är lika enkel som den kan vara svår. Var tillsammans med ditt barn och helst utan så kallade pedagogiska leksaker. Var tyst och uppmärksam och lär något nytt om ditt barn varje minut. Ge aldrig lärande feedback – bara erkännande och personlig - och du kommer att uppleva, att en ny värld öppnar sig.
- När ditt barn säger, *"Jag har tråkigt!"* behöver du inte få dåligt samvete och duka upp med en hel katalog

av sysselsättningsalternativ (som ju ändå oftast blir avvisade.) Se vänligt på barnet och säg: Lycka till min vän! Det blir spännande att se vad du kommer på". Långtråkigheten varar sällan längre än tjugo minuter – dvs den tid det tar en människa att ställa om från extremt stimulerad till att få kontakt med sig själv och sin kreativitet. Ge barnet ett gott exempel, när du själv märker den inre oron och rastlösheten, som barn kallar att ha långtråkigt. Stäng av mobilen och TV:n och se vad som händer!

- När du t ex skall lägga ditt barn i säng eller bara avslutar dagen med några stilla minuter, är det en god idé att berätta lite om hur din dag har varit. Fråga inte om barnets dag – svaret kommer av sig själv! När du leker med din son, så låt honom ta initiativet i stället för att du styr.

- Var aldrig rädd för tystnad och pauser - det är det som skapar god musik – och försök att vara mycket mindre (över)ansvarig. Din föräldraroll står ofta i vägen för riktig kontakt, som du måste våga vara sårbar för att uppnå.

Ju fler minuter och timmar, du kan göra detta, desto mer stärker du ditt barns psykosociala immunförsvar och du behöver därför inte oroa dig för framtida olyckor. Det händer, eftersom du på detta sätt bygger en stark och sund relation mellan er och byggande är alltid att föredra framför reparation.

Ha det så trevligt!

Partner först – förälder sedan

Om man glömmer bort partnerskapet för föräldraskapet, sviker man både sig själv, sin partner – och sina barn.

När två människor blir förälskade och flyttar ihop, kan man tala om att de redan har fått sitt första "barn" – nämligen deras inbördes förhållande. När de sedan får "riktiga" barn, riskera kärleksförhållandet att ta slut, liksom ett försummat barn. Och liksom alla försummade barn blir också parförhållandet lidande. Förhållandet ger sig till att bli besvärligt – i hopp om att påkalla reell uppmärksamhet.

De flesta par blir föräldrar på heltid. Och så småningom kan de inte förstå varför de inte trivs i sitt förhållande. Symptomen börjar någon gång redan under graviditeten. Kvinnan kan bli inåtvänd och självupptagen och kan känna dåligt samvete för det. Och mannen kan känna sitt första uns av svartsjuka, avund och saknad. Det fortsätter när barnet fötts för paret blir upptagna med att experimentera med sina roller som föräldrar och försöka leva upp till kraven från den nya familjemedlemmen. Skall barnet tas upp varje gång hon gråter? Hur mycket ska hon kramas? Och så vidare.

Särskilt förstagångsföräldrar kan vara osäkra på när barnet har fått tillräckligt, och därför ger de flesta litet mer uppmärksamhet till barnet i rädsla för att senare upptäckta att barnet försummats. Självfallet kan man inte ställa upp tabeller för hur mycket som behövs innan det är tillräckligt, bortsett från att man lugnt kan slå fast att ett barn som är 0-3 år helt enkelt inte kan få för mycket föräldrakontakt.

Men det innebär också omvänt att en gräns behöver sättas vid ett eller annat ställe, för inget barn är i längden betjänt av föräldrar som offrar sig och sitt eget liv fullständigt. Dels kan man inte undgå att skapa en skuld som är omöjlig att betala tillbaka. Dels är barnet under alla omständigheter bättre betjänt med mindre uppmärksamhet, än med två föräldrar som skäms för att de inte har tid och ork för varandra.

Kvinnan är ofta inställd på att använda all sin tid åt barnet, och mannen kan känna sig mer och mer reducerad till nummer två på mammans "hitlista". Hans saknad, som ofta upplevs som svartsjuka, är det första tecknet på att deras förhållande har försummats.

Faderns avund

Nu skall svartsjuka nästan aldrig tolkas för bokstavligt och inte heller vid ett sådant här tillfälle. Så när mannen säger: *"Varför lägger du alltid så mycket tid på barnet?"* Så menar han i verkligheten inte att barnet får för mycket tid, utan att han (och underförstått också kvinnan) får för litet tid. Och tar han utgångspunkt i det, alltså partnerskapet och inte föräldraskapet, är chanserna för ett gott resultat ut ur en konflikt betydligt bättre.

Ett mer konkret exempel kan kanske förtydliga: De flesta barn älskar att somna och sova i föräldrarnas säng, eller också kommer de tassande under natten eller framåt småtimmarna. Det är bra – det tycker mamman också. Men det kan innebära att pappan känner sitt privatliv kränkt. Det blir för mycket av det goda, att barnet också "erövrar" dubbelsängen och därmed spolieras möjligheten för ett spontant sexliv. Men när han skall formulera sig, kan det bli något liknande: *"Du skämmer bort barnet!"*

Det blir ett angrepp på mammans sätt att vara mamma på. Hans avsikt är att prata om partnerskapet, men han formulerar sig istället med kritik mot föräldraskapet. Och som bekant är kritik, i all välmening, inte speciellt förförande, så ett problem som angrips ur den synvinkeln, resulterar som regel i ett dödläge.

Kommer mannen istället som en ansvarig partner, och inte som en avundsjuk pappa, och pratar om möjligheten för att återuppbygga samlivet, är det större chans att kvinnan får tillbaka lusten att vara hans käresta.

Ett liknande exempel med motsatta förtecken. Om pappan sitter och läser eller skriver när lilla Louise, två år, kommer och vill leka, förlöper det som regel annorlunda än om hon kommer till sin läsande eller skrivande mamma. Pappan tar upp Louise, pratar litet och låter henne rota i pappren, men bara för en kort stund: *"Så, nu räcker det"*, säger han, *"hoppa ner igen, jag skall arbeta"*. Och Louise hoppar ner igen.

Hos mamman blir situationen längre. Louise nöjer sig inte med att rota med pappren, hon skrynklar ihop dem också, ritar och kastar pennan på golven. När mamman sätter ner Louise på golvet blir hon klängig och besvärlig. Mamman blir frustrerad, och det går i det här exemplet ut över pappan: *"Du borde också ta dig mer tid med henne, det är alltid jag som…."*.

Det resulterar i kritik av mannens föräldraroll, som lätt kan utveckla sig till ett utsiktslöst gräl, om vem som gör vad, och om kvantiteten i samvaron kontra kvaliteten osv. Ett gräl mellan två föräldrar kommer även i den här situationen att vara destruktivt. Vad det istället behövs här är att pappan tar tag i partnerskapet. Att han kan se att det inte handlar om skev arbetsfördelning, utan om att mamman har svårare än han att med gott samvete sätta en gräns gentemot barnet. Barnet får helt enkelt kliva för långt in över mammans gräns, och till att börja med har hon behov av akut hjälp av pappan och därefter ett samtal om det svåra i att ta sig tid för sitt eget liv, när barnets behov tycks oändligt. Mamman behöver hjälp att lära sig att ta tid för sitt eget liv med lika gott samvete, som hon gör för barnets liv.

Mindre mamma – mer pappa

Det är ingen tillfällighet att alla exemplen handlar om mammor, som blir för mycket mammor. Fast det handlar också om att det är svårt att bli pappa för sitt barn på samma sätt som mammor är mammor. Och ur mammans synvinkel kan det upplevas som att vara ensamstående mamma; och det oavsett om mannen tar hand om hälften eller mera av det praktiska arbetet. Därför blir mammor ofta supermammor – i brist på en medansvarig förälder.

Föräldraskapet startar skevt, eftersom kvinnan redan under graviditeten har integrerat barnet i sitt liv och fortsätter med det under tiden hon ammar. Det innebär mycket ofta att hon utvecklar ett "radar-system", som gör att hon alltid vet var barnet är, vad det behöver, om det behöver ny blöja, om det kan klara grälet med storasyster på egen hand, eller om hon skall gå emellan. Och så skakar många mammor på huvudet inför papporna, för det tycks ju vara så mycket de helt enkelt inte ser – till och med de mest enkla och iögonfallande saker!

Självklart kan pappor utveckla samma radar. Om de får ta plats. Eller rättare sagt, tar sig plats. Medansvaret är inte något man får sig förärat, utan något som skall erövras. När mamman i förbifarten anmärker på pappan som står och byter blöjan, att han har väl tvättat stjärten ordentligt, gör hon det naturligtvis inte med någon ond avsikt. Hon gör det av omsorg för barnet. Fast det är och blir en mammas kommentar snarare än en partners kommentar. Precis som när pappan skall ut och åka pulka med barnet, och i dörröppningen får veta att det är helt fel overall han har klätt barnet i.

Pappor bör hålla på sin rätt att göra sina egna föräldraerfarenheter. Även om priset är att de blir kallade för dumma, barnsliga och envisa – ja, till och med dåliga pappor, för att barnen kommer hem våta och blåfrusna från pulkaturen. Pappor som reducerar sig själv till assistenter till mammorna, lurar sig själv och resten av familjen. I och med att mammorna tenderar att blir super-mammor, blir det ofta mannens uppgift att hålla liv i partnerskapet, samtidigt som han kämpar med att bli pappa. Några gånger, när mamman är utmattad, kan han vara till störst hjälp om han bjuder på bio eller restaurang, än att ta ett extra tag med det praktiska.

Men det bör inte låta som om mammorna inte kan förändra något: Det är fredagskväll, och pappa har inte varit hemma på hela veckan, så nu vill han vara den som lägger barnet. *"Nej!"*, säger barnet, *"det skall mamma göra"!*

Det är en kraftfull avvisning för pappan att få, när han har glatt sig åt att vara tillsammans med sitt barn igen. Alltför ofta drar sig pappan undan, för att han tror att det är det mest respektfulla inför barnet, eller för att han fruktar att en konflikt skulle göra det hela värre. Men konflikten skall tas och mamman skall backa upp honom, oavsett hur lynnigt, argt eller ledset barnet blir. Alternativet kan vara en ond spiral: att far och barn aldrig riktigt kommer helt nära varandra igen, och mammans uppgift blir att som partner stötta sin mans förhållande till barnet, snarare än att som mamma förhindra att barnet blir ledset av det.

Barn och gräl

Som framgår, är partnerskap alltså inte bara något som de vuxna har när barnen har lagt sig. Jamen, frågar skeptikern, barnen får väl inte något gott ut av att närvara när föräldrarna grälar – eller partnerna – eller vilken "keps" de nu har på sig?

Det avgörande är bara vilken "keps" de har på sig. Om

grälet går ut på att kritisera varandra för att vara dåliga föräldrar, så är det riktigt att det är destruktivt för barnen också. Naturligtvis kan och skall föräldrar inte vara eniga om barnuppfostran. Föräldrar som alltid är eniga är faktiskt en dålig idé. Om det överhuvudtaget finns en mening med att barn föds med två föräldrar, må det väl bara vara just för att de är olika.

Föräldraskapet bör aldrig bli en maktkamp, där man saboterar varandras förslag. Så även om man är riktigt oense kring vad den andra gör eller säger just nu, är det viktigare att vara lojal och räkna till 10 (medan man tänker på att barnet lyckligtvis inte tar varaktig skada av en enkel, möjligen destruktiv, händelse), snarare än att börja försvara barnet eller lufta sin egen förträfflighet som förälder. Efteråt, när man återfått sin överblick över situationen, bör man ta samtalet partner till partner, om att man som familj inte behöver arbeta på det ena eller andra sättet. En sådan öppenhjärtig, i klarspråk förd diskussion om vilka normer och värderingar som skall gälla i vår familj, kan barnen gärna delta och närvara i. Det är ju en enastående möjlighet för dem att lära sig något om hur man löser konflikter och förhandlar sig till rätta i en nära relation mellan människor. Varför skulle de bli fråntagna den möjligheten?

Gott föräldraskap

Föräldraskapet uppfattas ofta alltför snävt, så att vi tror att det bara rör sig om det som vi direkt ger till våra barn: mat, kontakt, hjälp med läxor osv.

Självklart skall den delen fungera, men det är i verkligheten det minst viktiga av det vi ger dem. För vi förbereder dem ju för livet som kommande vuxna, kommande partners och kommande föräldrar, och därför bör vi också visa dem praktiska uttryck för hur man kan leva sitt liv tillsammans, både med barn och med en vuxen partner. Vi skall bara visa dem det. Vi kan berätta för barnen om livet förr i tiden, och vi kan förklara hur bankkontot fungerar (kanske). Men det här området kan vi bara visa dem, för barn är så kompetenta, att de snarare rättar sig efter våra exempel, vårt sätt att vara, än efter hur vi gör och vad vi lär ut.

Så det hjälper inte att hålla förmanande föreläsningar för barnen om det förkastliga i att ljuga, om vi själva har för vana att sticka till dem en vit lögn då och då. Lika litet som att man kan prata bort att barn skäms inombords, om de själva regelbundet blir utestängda från konflikter eller direkta maktkamper

Det är i den banala vardagen som man antingen visar barnen hur vuxna kan bearbeta olikheter, utan att det nödvändigtvis skall utses en vinnare eller en förlorare, eller hur man mest effektivt tränger ut en motståndare, med eller utan diskussion. Det finns alltså gränser för hur mycket det hjälper att hålla instruerande föredrag för sina barn om livets sanna värden. I gengäld finns det nästan inga gränser för hur många värdefulla erfarenheter du kan ge ditt barn, när det gäller att omsätta värderingar i handling i ditt sätt att vara.

Ansvar och uppgifter

För en del par är det vanligt med konflikter där det som regel är mannen som blir anklagad för att göra för litet i familjen, oavsett om det är i förhållande till barnen, disken, tvätten eller allt på en gång.

Dessa konflikter bygger ofta på kvinnans upplevelse av att stå ensam med alltihop, även om mannen objektivt sett löser en massa uppgifter. Förklaringen är ofta, att parterna inte skiljer mellan uppgifter och ansvar. Många män löser faktiskt många uppgifter, men låter ansvaret vara kvar hos kvinnan, och eftersom ansvar kräver mer energi än uppgifter, kan det vara förklaringen till att kvinnan känner sig överbelastad. Det finns två modeller att lösa det på:

Antingen går mannen in och tar mer ansvar för specifika områden eller också tar paret ett grundligt samtal om hur ansvaret rent faktiskt är fördelat dem emellan och ser på hur fördelningen passar dem var för sig. Det behöver inte vara 50/50, men det är viktigt att fördelningen är öppen och kan tas upp till revision.

Självkänsla för vuxna!

Det är svårt att bygga upp sin egen självkänsla, men det är fullt möjligt. Många föräldrar skriver till mig och frågar hur de kan hjälpa sina barn att utveckla en sund självkänsla, även när de själva inte har med sig mycket självkänsla från sin barndom. Samtidigt vill de veta hur de kan utveckla sin egen.

Låg självkänsla visar sig på många olika sätt hos vuxna, genom osäkerhet, tvärsäkerhet; man är självkritisk, övertygad om sin egen förträfflighet; rädd för kritik och misslyckanden, är alltid kritisk till andra, saknar förmågan att definiera och avgränsa sig i förhållande till andra, har behov av att kontrollera allt och alla, underkastar sig, är tyrannisk; försöker vara grå och osynlig, behov av yttre statussymboler, är självdestruktiv, självsäker; är perfektionist, missbrukar droger. Jag skulle kunna fortsätta, men det viktiga är att vi som har vuxit upp med liten eller ohälsosam självkänsla, har det gemensamt att det är svårt att hitta vår egen storhet som människor. Vi gör oss mindre och dummare än vi egentligen är eller större och smartare. Många svänger både i humör och beteende mellan de två extrema polerna. I grundläggande mening antingen tvivlar vi om vårt värde som människor eller är övertygad om att vi inte är värda någonting.

En hälsosam självkänsla kan man känna igen på att vi har en nykter, nyanserad och accepterad syn på oss själva. Det handlar inte om att göra sig själv underbar och fantastisk, eller om att ständigt vara säker på sig själv. En sund självkänsla är att känna och acceptera sig själv som man är. Självkänsla handlar om: Hur väl jag känner mig själv, och ur jag förhåller mig till det jag vet om mig själv.

Bättre med åldern

Första frågan handlar i modernt språkbruk om personlig

utveckling. Automatiskt lär vi oss mer om oss själva genom åren. Men vi kan också göra ett åtagande att lära känna oss själva genom att få kunskap om - vår historia, våra känslor och reaktioner, möjligheter och begränsningar, vår ångest och sexualitet, våra mål och drömmar, förlust och trauma, personligt uttryck, vårt självförtroende och självkänsla.

Vägen till personlig utveckling är olika och sträcker sig från psykoterapi till extremsport, från arbete till konst, från seger till nederlag, från kärlek till förlust. Men i en familj finns alltid möjlighet till utmaningar: Förhållandet till partner och barnen.

Låg självkänsla ger ett negativt svar på den andra frågan; kritik, misstänksamhet, kyla eller kränkningar är ledorden. Det började när vi var barn och det var de vuxna som var ansvariga för den. Senare i livet, fortsätter vi där våra föräldrar, lärare och andra släppte taget. Vi samarbetade för att vår kärlek och tillit till de vuxna var så stor att vi offrade vår egen upplevelse av oss själva och världen till förmån för deras, och för att de ofta var mer intresserade av att forma oss som de (och samtiden) ansåg att Vi borde vara, snarare än att vara intresserade av vilka vi verkligen var.

Som vuxen sker arbetet med självkänslan alltid i relationer och ju mer kärleksfull, mer uppskattande och utmanande de är, desto bättre odlingsbetingelser har självkänsla. Det är precis de egenskaper barnen erbjuder sina föräldrar, och de är (i bästa fall) även kärnan i parförhållandet. Barnen älskar sina föräldrar villkorslöst precis som de är, åtminstone de första tio åren av sitt liv samtidigt som samvaron med dem är en ständig utmaning. De trampar på våra personliga gränser, eftersom de inte känner till dem, de inspirerar oss ofta att ändra och utvidga gränserna vi hade innan vi fick barn. De frambringar resurser inom oss som vi inte visste att vi hade och de konfronterar våra begränsningar oskuldsfullt och konsekvent.

Jag tror inte att det finns någon relation som samtidigt är så accepterande och personligt utvecklande som relationen mellan föräldrar och barn. Men det kräver förstås att föräldrarna är beredda att titta på relationen som en ömsesidig, personligt utvecklingsprocess och inte ett rollspel där de vuxna vet och kan allt och låter perfektionismens tyranni löpa iväg med segern. Självkänslans grund är upplevelsen av att vara värdefull i andra människors liv och det är precis det våra barn upplever, om vi kan se relationen som en ömsesidig utvecklingsprocess (med de vuxna i förarsätet). Då kommer vi att bevittna att barnen trivs och utvecklas, och därmed har vi bekräftat vår värde. Så enkelt är det.

Krävande

Men det är inte bara enkelt. Det är också svårt. Vi måste se vår perfektionism i ögonen och arbeta med den. Vi måste upptäcka osäkerheten bakom självsäkerheten och bygga nytt. Vi måste förstå att vårt behov av kontroll signalerar misstro, och när vi väl inser det då ska vi bekämpa behovet av kontroll och lära oss att visa uppriktig omsorg istället. Vi måste inse att vår önskan att ha "väl fungerande" barn i grunden är egocentriskt och vi ska ersätta det med lusten att lära känna barnet som vi har turen att träffa. Vi måste lära oss att balansera vårt eget behov av att känna oss viktiga med barnens behov av att känna sig värdefulla. Vi måste sluta spela föräldrar och istället lära oss att bli föräldrar. Vi måste lära oss vad vårt personliga språk är och släppa behovet att göra det "rätt". När man slutar upp med att ha låg självkänsla som vuxen, då är det en livslång resa att kämpa sig till en hälsosam självkänsla. Men den goda nyheten är att du mår bättre redan i början av processen. Att kunna stå upp för sig själv och säga: *"Jag har inte mycket självkänsla"* i stället för att dölja det, då minskar skuld, självkritik och förlägenhet. Enkla metoder för barnuppfostran, "verktyg" för konfliktlösning och liknande kan ibland stärka föräldrars självförtroende i sin roll som föräldrar på kort sikt, men det leder aldrig till växande och utveckling av självkänsla för någon part. De skjuter bara upp tidpunkten då de vuxna måste se sig själva i ögonen, och det fördröjer eller förhindrar utvecklingen av en sund självkänsla hos barnen.

Ett av de mest effektiva sätten att bygga upp både barns och föräldrars självkänsla är att de vuxna regelbundet sätter ord på vad de har lärt sig om sig själva i en svår period och tala om för barnen vad de har betytt för den vuxnes upplevelse av sig själv. Byt ut det traditionella konfirmationstalet mot ett tal där föräldrarna tackar för vad de har lärt sig om sig själva under de senaste 14 åren i stället för att tala om ungdomens uppväxt och person. Hur har han eller hon berikat ditt liv? Samma form av tal som kan få relationer att växa och blomstra. När du har satt ord på det och känner att det är sant (eftersom det berör båda parter), blir det en naturlig del av en själv och därmed stärks också självkänslan. Språket är inte det enda sättet till att personligt uttrycka det man vill förmedla, men i detta sammanhang kan det knappast ersättas av tystnad eller noggrant utvalda gåva.

Utsvultna hjärtan

- följden av vårt intensiva umgänge
med smartphones och "paddor"

Artikeln är inspirerad av en undersökning, gjord av den danska televisionen våren 2016, bland 1.600 sjätteklassare/13-åringar och ungefär lika många föräldrar. Hundratals föräldrar vänder sig till mig och andra professionella med frågor om vilka effekter barnens användande av mobiler och "paddor" får för deras sociala färdigheter och utvecklingen av hjärnan. Eftersom den neurovetenskapliga forskningen i olika länder visar upp extremt olika resultat, uppfattningar och rekommendationer har jag hållit tillbaka mina expertkunskaper som ju relaterar till andan och kvaliteten på familjerelationerna. Den överväldigande samstämmigheten i erfarenheter och tankar som undersökningens barn och föräldrar redovisar, inspirerade mig emellertid att skriva den här artikeln. Jag kallar apparaterna för familjemedlemmar eftersom de drar till sig väldigt mycket uppmärksamhet och bokstavligen förändrar familjekulturen på ett sätt som är ohälsosamt för de kärleksbaserade relationerna mellan vuxna, syskon, barn och föräldrar.

Undersökningen kom fram till att majoriteten av skolbarnen saknade sina föräldrar och ville ha mer sammanhängande tid med dem. Detsamma gällde föräldrarna och jag är övertygad om att vi skulle få samma svar från deras partners. Det var en undersökning i rättan tid eftersom vi närmar oss den punkt i historien då majoriteten av de unga vuxna inte längre kan göra jämförelser med hur familjelivet var före och efter de smarta telefonernas intåg.

De flesta vuxna tycks ha övertygat sig själva om vikten av att deras liv går i takt med e-mails, sms mm. Arbetsledare, vänner och affärspartners verkar förvänta sig att vi skall vara anträffbara tjugofyra timmar om dygnet och detsamma gäller för små barn och deras kamrater.

Vuxenrelationer

För tio år sedan tyckte de flesta vuxna att det var irriterande, frustrerande och oartigt att använda sin mobiltelefon när man träffade sina vänner, var på date eller åt middag. Nu är den uppfattningen ganska ovanlig och framstår som gammeldags och inte särskilt cool.

Nära vänskapsrelationer och kärleksrelationer behöver kontinuitet och sammanhängande samvaro för att växa sig starka och utveckla nyanser – precis på samma sätt som plantor behöver gödning. Inte någon nyhet precis. Par som levt ihop i mer än sju år berättar att de känner sig ensamma, olyckliga och frustrerade när denna nära samvaro infinner sig endast då problem uppstår eller då familjen befinner sig i kris. Än värre blir det när dessa "krismöten" inte blir av, är väldigt korta eller alltför lösningsinriktade. En känsla av tomhet och bristande mening infinner sig och upplevelsen är att "vi fungerar, men vi lever inte". Det spelar egentligen ingen roll vad det är som orsakar den bristande kontinuiteten och avbrotten i samvaron. Innan vi hade smartphones kunde det vara TV:n, arbetsrelaterad stress, perfektionism, plikter utanför kärnfamiljen, fritidsintressen mm. Alla de här faktorerna, inklusive nutidens smarta telefoner och paddor, är inte de egentliga anledningarna till förlust av närhet och mening i våra nära relationer. Den verkliga anledningen sitter i våra huvuden, vilket är goda nyheter eftersom det innebär att vi kan ändra på det oavsett hur andra tänker göra. Det gör tusentals par varje dag när någon av dem får cancer eller när livet av någon anledning inte kan pågå som vanligt. Ett liv i dödens omedelbara närhet medför ofta att man fattar klokare beslut.

Barn – föräldrarelationer

Ungefär så här kan det gå till när barnen har några få timmar tillsammans med sina föräldrar: De vill fråga sina föräldrar om något, de vill berätta om något eller svara på något som föräldern just sa och möts ofta av:

- *Jag är ledsen älskling, jag ska bara ta det här först*
- *Åh, förlåt, jag fick just ett SMS från jobbet som jag måste svara på ...det tar bara några sekunder, jag lovar*
- *Snälla, kan du bara vänta en liten stund...jag måste*
- *Tusan också – jag glömde stänga av så nu måste jag ta det här*

I det korta perspektivet blir barnen frustrerade. Många vuxna tror att barnen känner sig avvisade, men det stämmer inte. När vuxna säger att det känner sig avvisade beror det på att de känner något som får dem att tro att de blivit avvisade. Barn processar inte sina känslor på det sättet. När föräldrarna avvisar dem känner de sig helt enkelt ledsna, besvikna eller arga, men som vanligt försöker de samarbeta genom att anpassa sig till föräldrarnas beteende. Först resignerar de och hoppas för att så småningom ge upp och lägga ner alla försök. I treårsåldern börjar de kopiera föräldrarnas beteende och fokuserar på sina egna skärmar – dvs, paddor, tv och lite längre fram på sina egna smartphones.

När barnen i undersökningen säger att de "saknar" sina föräldrar är det en slags cocktail av många olika känslomässiga reaktioner och upplevelser:

Jag känner mig hjälplös

De känner sig hjälplösa eftersom deras berättelser och käns-
lor inte låter sig delas med föräldrarna under tidspress. För
att det skall bli möjligt krävs dessutom en känsla av trygg-
het, närhet, förtroende och aktivt stödjande empati. Trots
att de känner sig hjälplösa från början har de tilltro till att
föräldrarna vet bäst.

Jag är förvirrad

Varje gång en förälder bryter kontakten, om så bara under
en minut eller två, vandrar barnets tankar iväg på annat håll
och strömmen av medvetna tankar bli avbruten. Resultatet,
ett dåligt "korttidsminne" blir ofta frustrerande för föräld-
ern som konstaterar att det barnet hade på hjärtat nog inte
var så viktigt. Att känna sig förvirrad utvecklas till att känna
sig dum.

Jag kan inte lita på dig

Barnet gör en helt korrekt iakttagelse: Mina föräldrar tycker
att någonting annat är viktigare än jag.
   Detta tär på barnets växande och ömtåliga självkänsla på
den mest avgörande punkten: känslan av att vara viktig i
sina föräldrars liv. Det spelar ingen roll hur många gånger
föräldrarna senare säger *"Jag älskar dig"*, kommer med ur-
säkter och ger rosaskimrande löften om framtiden - skadan
är redan skedd. Små barn väljer att tro på detta som för-
äldrarna säger vilket så småningom leder till att de tvivlar
på sina egna känslor och så kapas ytterligare en bit av deras
självkänsla.

Under hela den tio till tolv år långa lärandeprocessen känner sig barnen ensamma varje gång föräldrarna prioriterat sina telefoner och för många barn blir det den här känslan av ensamhet som också definierar dem i andra sociala sammanhang. En allmän brist på tillit och hopp om att någon vuxen skall ta sig tid att lyssna och hjälpa dem att formulera vilka de är blir oftast effekten hos barn som inte uppnått puberteten. I samband med puberteten drar de sig tillbaka från familjelivet och söker närhet, uppskattning och förståelse på annat håll – ofta via sociala medier. Vi vet, genom olika hjälptelefonlinjer för barn mellan sex och sexton år, att många barn dragit slutsatsen att deras föräldrar inte har tid att sitta ner med dem. Detta är inte nödvändigtvis den objektiva sanningen men det är deras erfarenhet och slutsats.

Unga vuxna

Psykologer och kuratorer som möter studenter och andra ungdomar i åldern 16-25 erfar att ett ökande antal är ensamma, deprimerade, lider av ångest, social fobi och självdestruktivitet. De talar ofta om att de redan tidigt känt sig avskurna från föräldrarna och genom att de blivit isolerade har de gått miste om möjligheten att känna och uttrycka vad som pågår inom dem. Redan nu blir många av dessa ungdomar föräldrar och det är förstås troligt att de överför sina handikapp till de egna barnen vilket i sin tur leder till en skrämmande ökning av antalet barn och ungdomar vars mentala hälsa är i obalans. Att skriva ut antidepressiva läkemedel är både kontraindicerande och kontraproduktivt. Ensamhet och sorg kan se ut och kännas som depression, men är något annat. Den antidepressiva medicinen planar ut obehaget och förhindrar patienten att hantera situationen på ett hälsosamt sätt. Barn och unga vuxna vittnar om att medicinen får dem att känna sig bättre men att den på intet sätt bevisar att de faktiskt är bättre. Medicin är en dålig ersättning för relationer och de relationer som skapas under medicinens inflytande är ytliga och kortlivade.

De personliga relationernas natur

Det etymologiska ursprunget för verbet *"relate"* handlar om att när jag relaterar till någon så berättar jag mig själv för den andre. En personlig relation är ett sätt att vara tillsammans där vi, här och nu, delar våra tankar, vår historia, våra känslor, erfarenheter och drömmar. Det hör till relationens natur att pendla mellan närhet/sammansmältande och separation. När behovet av närhet är uppfyllt infinner sig ett behov av distans och när det behovet väl är uppfyllt behöver vi närheten igen; så där håller det på. Våra liv som partners och familjemedlemmar skulle vara betydligt mindre komplicerade om våra behov var synkade med varandra, men det är de ju inte. Om man verkligen vill känna på den här pendelrörelsen kan man prova på att ta tre veckors oplanerad familjesemester och endast göra upp planer för den aktuella dagen och ibland helt avstå från att planera. Den hemliga och helande ingrediensen är att vi är tillsammans och fritt kan följa våra olika pendelrörelser. En sådan erfarenhet gör det enklare för vuxna och skolbarn att komma in i den mer onaturliga rytm som råder i vardagslivet. Det bidrar till att vi får kunskap om att vår känsla av ensamhet inte är orsakad av de andra utan av vår livsstil.

Det behövs två till tre timmars samvaro för att känslomässig och intellektuell närhet skall kunna växa och blomma. Då, när vi kommit förbi delandet av vad som "hänt sen sist" kan en bekväm tystnad infinna sig och så småningom hör vi oss själva säga något vi aldrig tidigare sagt, något vi inte visste om att vi tänkte. Det här kan uppstå i relationen med våra barn (ett i taget) och leder ofta till nya insikter och en slags behaglig utveckling.

Vår nutida livsstil gör det svårt för relationer att utvecklas och växa men vi kan skapa öar av samvaro där vi kan göra omtag i våra relationer under förutsättning att vi inte tar med våra smartphones till ön. När vi gör det förvandlas familjen till en skärgård med separata öar som kommunicerar via elektroniska apparater.

För att utveckla en relation från förälskelse till meningsfull närhet krävs så mycket face-to-face tid som möjligt. Vi behöver inte sitta ner och tala med varandra men vi måste leka och arbeta tillsammans, dansa och röra oss tillsammans, kela och älska, gråta och trösta, laga mat och äta tillsammans, lära känna varandras favoritmusik/konst/sagor och varandras behov av ensamhet. Detta är den främsta anledningen till att så få relationer med långt geografiskt avstånd överlever och det är också en anledning till att det är svårt för barn att bo växelvis hos sina föräldrar. Vi hade en förhoppning om att Skype, e-mail eller chat skulle kunna kompensera det fysiska avståndet, men så är icke fallet. De är mycket värdefulla arbetsredskap men de är dåliga ersättare i relationer med människor vi älskar och är beroende av. Det finns en anledning till att vi vilar våra huvuden mot varandras bröst – ljudet och känslan av den andra människans hjärta är den ultimata upplevelse av att inte vara ensam. Vi kan spela in den andres hjärtslag med våra smartphones och att lyssna kan skänka tröst – särskilt för spädbarn – men det kan aldrig mäta sig med den äkta varan.

På senare tid har en del länder experimenterat med smartphoneförbud i skolan och vissa familjer har försökt att leva helt utan dem under en tid. Den positiva feedbacken har varit överväldigande. Inlärningskurvan gick uppåt och barn och föräldrar tyckte det var spännande att upptäcka alla saker de kunde göra tillsammans. Det här utfallet i kombination med en ökande medvetenhet om att vårt tempo och våra prioriteringar inte gynnar oss ger mig hopp om att en rejäl förändring av vår livsstil faktiskt är möjlig.

Varje enskild familj måste självfallet skapa den nya kultur som passar dem men kom ihåg att detta inte handlar om att skydda barns hjärnor från att bli skadade utan om att åstadkomma ett familjeliv med högre kvalitet, närhet och intimitet. Det handlar om att göra sig tillgänglig för sina närmaste genom att inte vara det för resten av världen. Vänta inte på att någon ny trend skall uppstå ur vårt elände – samla ihop dina barn och andra familjer i ditt nätverk och bestäm er för ett tvåveckorsexperiment. Sen kan ni utvärdera, justera och försäkra er om att alla vet att tre månader är minimitiden för ert försök. Dela era erfarenheter på facebook och andra sociala medier och se till att skapa en hållbar rörelse.

Mina förslag:

- Morgonritualerna är smartphonefria zoner och det gäller också halvtimmen före middagen fram till det är läggdags för barnen. Gör en läcker låda att ha i hallen där alla kan lämna och ladda sina telefoner under smartphonefri tid.
- Stäng av alla telefoner när ni går och lägger er och ha dem avstängda tills ni är på väg till skolan/jobbet dan därpå.
- Alla måltider är smartphonefria (inklusive restaurangbesök och den tid man väntar på maten). Det är en perfekt stund för att skapa kontakt och närhet efter att ha varit ifrån varandra under en tid. Om ni tillåter telefonerna medan ni väntar på maten ger det en signal om att ni bara är tillsammans för att fylla

era kroppar med näring, inte era hjärtan och själar.

- Föräldrar och par kan komma överens om "fönster" där de kan använda olika typer av skärmar men de måste absolut vara avstängda vid måltider, i sängen, på bio osv.
- Gör klart för vänner, släkt, kollegor och arbetsledare att du inte är längre är anträffbar dygnet runt och hjälp dina barn med att berätta om er nya hållning för andra om det behövs.

Att döma av de rapporter vi får från familjer som redan gjort något åt det här hållet verkar det viktigt att de vuxna tar på sig ledarskapet åtminstone under de tre första månaderna. Stäm av under resans gång. Efter två till tre månader brukar barnen bli de mest övertygade företrädarna och inspirerar ofta sina vänner att hänga på.

I en del skolor där man infört totalförbud har barnen upptäckt fördelarna och föreslagit att de ska få tillgång till sina telefoner under lunchrasten för att hålla koll på sociala medier. När skolan bejakade förslaget uppstod en väldigt tydlig och meningsfull skillnad mellan telefontid och inlärningstid.

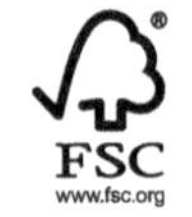